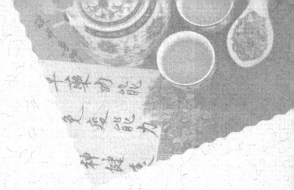

中风病功能障碍_的康复治疗

◎主编 董 赟

U0321545

时代出版传媒股份有限公司
安徽科学技术出版社

图书在版编目(CIP)数据

中风病功能障碍的康复治疗 / 董赟主编；张宇,江旭
东副主编. --合肥:安徽科学技术出版社,2023.5
　ISBN 978-7-5337-8615-1

　Ⅰ.①中… Ⅱ.①董…②张…③江… Ⅲ.①中风-
中医学-康复医学 Ⅳ.①R255.2

中国版本图书馆 CIP 数据核字(2022)第 215428 号

　　　　　　　　　　　　　　　　　主　编　董　赟
中风病功能障碍的康复治疗　　副主编　张　宇　江旭东

出 版 人：丁凌云　　　选题策划：王　宜　　　责任编辑：王　宜
责任校对：沙　莹　　　责任印制：梁东兵　　　装帧设计：冯　劲
出版发行：安徽科学技术出版社　　　http://www.ahstp.net
　　　　　(合肥市政务文化新区翡翠路 1118 号出版传媒广场,邮编:230071)
　　　　　电话:(0551)63533330
印　　　制：合肥创新印务有限公司　　　电话:(0551)64321190
　　　　　(如发现印装质量问题,影响阅读,请与印刷厂商联系调换)

开本：880×1230　1/32　　　印张：5　　　字数：125 千
版次：2023 年 5 月第 1 版　　　2023 年 5 月第 1 次印刷

ISBN 978-7-5337-8615-1　　　　　　　　　定价：45.00 元

编委会名单

主　编　董　赟

副主编　张　宇　　江旭东

编　委（按姓氏笔画排序）

　　　　杨　俊　　奚玉红　　郭晓利

　　　　董琦然　　韩存志　　薛晶晶

前　　言

　　近年来世界卫生组织报告数据显示,全球脑中风(卒中)发病率居高不下,严重威胁人类生命和健康,其致死率和致残率位居所有疾病的第二位。约75%的患者发病后留有各种不同的功能障碍,给患者及其家庭带来沉重的心理负担和经济负担。近期,国内相关数据报告显示,我国现脑中风患者有数千万人。对遗留各种功能障碍的患者如何进行康复治疗,帮助他们生活自理、独立活动和重返社会,显得尤为重要。目前,该病的康复治疗分为现代康复技术治疗和中医传统康复技术治疗,两者各有千秋、各有特点。掌握现代康复治疗技术的医生,往往对中医传统康复治疗技术了解不够;掌握中医传统康复治疗技术的医生,又可能对现代康复治疗技术懂得不多。二者存在脱节,不能很好地融合。尤其是在脑中风恢复的不同时期,如何科学、合理地融合二者,更有效地为患者服务,尚无合理的方案。大家知道中医中药治疗脑中风有千年的历史,临床有众多中医大家的经方验方,疗效确切,机制明确。针刺作为传统中医康复疗法之一,在脑中风后的康复治疗中效果明显,国内外的接受程度日益提高。脑中风后脑神经元损伤,中枢神经递质代谢紊乱,致脑功能受损等病理改变。动物及临床试验均表明针刺在治疗神经系统疾病方面有着积极作用,可调节皮质的兴奋性,影响神经环路重组、神经系统化学物质或神经的可塑性及特殊脑区的功能,还可改善脑中风后局部血流,促进脑血管侧支循环的建立,改善脑及肢体的微循环,激活神经细胞,恢复神经功能。推拿、拔罐、中药外用、传统运动疗法等,均能对脑中风后的功能障碍恢复起到一定的作用,这需要我们传承。本人总结 20 余年的临床体会,针对脑中风的各种不同的功能障碍和恢复期不同阶段的特点,将现代康复治疗技术和中医传统康复治疗技术相融合治疗脑中风的经验总结出来,以期帮助同道于临床中对患者进行更好的康复治疗。

董 赟

2023 年 4 月

目　　录

第一章　中风病运动障碍

一、概述

（一）概念

中风病运动障碍是指中风后神经系统受损,导致随自己的意志进行的运动(随意运动,又称自主运动)功能受损,出现运动不能(神经处于休克状态——肌张力低)或运动过度(神经处于兴奋状态——肌张力高)等随意运动失控的临床表现。

（二）运动功能障碍的特点

根据中风发病部位的不同,可以出现偏瘫(发病部位为大脑中动脉分布区)、单瘫(发病部位为脑叶)、交叉瘫(发病部位为中脑、脑桥)、四肢瘫(发病部位为脑干)和颅神经麻痹(发病部位为面神经、舌下神经、动眼神经、舌咽神经)等。根据病程表现的特点,可分为弛缓性瘫痪和痉挛性瘫痪。此外,运动功能障碍还有强握、共济失调、运动失用等。其中,最常见的表现是偏瘫,其功能障碍特点见 Brunnstrom 六个分期表现(表 1-1)。

表 1 - 1 Brunnstrom 分期表现

分期	运动特点	上肢	手	下肢
1	无随意运动	无任何运动	无任何运动	无任何运动
2	引出联合反应、共同运动	仅出现协同运动模式	仅有极细微的屈曲	仅有极少的随意运动
3	随意出现的共同运动	可随意引发协同运动	可有钩状抓握，但不能伸指	于坐位和站立位，有髋、膝、踝的协同性屈曲
4	共同运动模式打破，开始出现分离运动	出现脱离协同运动的活动：肩 0°，肘屈 90°的条件下，前臂可旋前、旋后；肘伸直情况下，肩可前屈 90°；手臂可触及腰骶部	能侧捏和松开拇指，手指有半随意的小范围伸展	于坐位，可屈膝 90°以上，足可向后滑动。足跟不离地的情况下踝可背屈
5	肌张力逐渐恢复，有分离精细运动	出现相对独立于协同运动的活动：肩前屈 30°～90°时，前臂可旋前、旋后，肘伸直时肩可外展 90°；肘伸直，前臂中立位，上肢可举过头	可做球状和圆柱状抓握，手指同时伸展，但不能单伸展	健腿站，病腿可先屈膝，后伸髋；伸膝下，踝可背屈
6	运动接近正常水平	运动协调近于正常，手指指鼻无明显辨距不良，但速度比健侧慢（≤5 s）	所有抓握均能完成，但速度和准确性比健侧差	于站立位可使髋外展到抬起该侧骨盆所能达到的范围；于坐位伸直膝可内外旋下肢，合并足内外翻

二、现代康复

（一）康复评定

中风病运动功能障碍的评定内容较多,常用的有以下内容。

1. Brunnstrom 偏瘫肢体恢复有六个分期（表 1 - 1）

2. Fugl-Meyer 运动功能评定（表 1 - 2）

表 1 - 2 Fugl-Meyer 运动功能评定

	入院日期	出院日期	最大积分
运动			
上肢			36
腕和手			30
上肢总积分			66
下肢总积分			34
总运动积分			100
平衡总积分			14
感觉总积分			24
被动关节活动度			
运动总积分			44
疼痛总积分			44
Fugl-Meyer 总积分			226

3. 改良 Ashworth 分级痉挛评定（表 1-3）

表 1-3　改良 Ashworth 分级法评定标准

级别	评定标准
0 级	无肌张力增加
1 级	肌张力略微增加，受累部分被动屈伸时，在关节活动之末时出现突然卡住，然后呈现最小的阻力或释放
1^+ 级	肌张力轻度增加，表现为被动屈伸时，在 ROM 后 50% 范围内出现突然卡住，然后均呈现最小的阻力
2 级	肌张力较明显增加，通过关节活动范围的大部分时肌张力均较明显地增加，但受累部分仍能较容易地被移动
3 级	肌张力严重增加，被动活动困难
4 级	僵直，受累部分被动屈伸时呈僵直状态，不能活动

4. 步态分析

中风偏瘫患者步态运动学指标的表现特点是支撑期可出现膝过伸、骨盆后缩、支撑期缩短。摆动期由于患侧下肢伸肌张力过高，踝关节跖屈、足内翻，使负重的下肢过度伸展，而形成画圈步态，摆动期延长。

5. 三级平衡功能评定

一级平衡（静态平衡）：无依靠下能坐稳或站稳，睁闭眼状态下单双脚均能站立。

二级平衡（自动动态平衡）：身体能做各方向不同摆幅活动，能走、能跑。

三级平衡（他动动态平衡）：在他人一定外力推动下仍能保持平衡。

三级平衡有坐位、站位之分。

6.日常生活活动能力评定

Barthel 指数

1)评定内容(表 1-4)

表 1-4　Barthel 指数评定内容

ADL 项目	自理(分)	稍依赖(分)	较大依赖(分)	完全依赖(分)
进食	10	5	0	0
洗澡	5	0	0	0
修饰	5	0	0	0
穿衣	10	5	0	0
控制大便	10	5	0	0
控制小便	10	5	0	0
上厕所	10	5	0	0
床椅转移	15	10	5	0
行走	15	10	5	0
上下楼梯	10	5	0	0

2)评定标准

总分为 100 分。

3)结果分析

100 分表示日常生活活动能力优,不需要依赖他人。

61~99 分评定为良,表示有轻度功能障碍,但日常生活基本自理。

41~60 分表示有中度功能障碍,日常生活需要一定的帮助。

21~40 分表示有重度功能障碍,日常生活明显需要依赖他人。

20 分及以下为完全残疾,日常生活完全依赖他人。

（二）康复治疗

运动疗法（神经发育促进技术的综合应用）

（1）第Ⅰ阶段：弛缓期

1）保持良肢位

仰卧位：患侧肩关节下垫一小枕，患侧上肢置于枕上，使其保持轻度外展，手略高于心脏的位置。患侧臀部垫一个大枕使骨盆向后倾，大腿外侧腘窝处分别摆放支持物如枕头、沙袋、毛巾卷，使髋关节伸展并呈中立位，膝关节轻度屈曲。

侧卧位：鼓励患侧侧卧位，上肢应尽量向前伸并且置于枕上，下肢应取髋、膝关节屈曲置于枕上。

2）被动关节活动训练

①与临床治疗同步进行。

②对上、下肢各关节全方向、全范围地被动活动，尤其是肘关节伸展、前臂旋后、腕关节背伸、膝关节屈曲、踝关节背屈的方向。

③早期肩关节活动范围达正常值的50%，随着肩胛胸廓关节运动的改善，逐渐扩大关节活动范围，禁用牵引手法。

④在无痛范围内进行，伴有关节疼痛的，治疗前行热敷或止痛。

⑤动作宜缓慢，每个关节各方向完成活动5～10次为宜。

3）从仰卧位向侧卧位的翻身训练

提倡从仰卧位到患侧侧卧位，再从患侧侧卧位到坐起。治疗师帮助和指导患者进行，患者尽最大努力完成。不断训练，不断学习，坚持完成。

4）体位性低血压适应性训练

①坐位适应性训练：从倾斜30°保持5 min开始，每日增加倾斜的角度约10°，维持时间5～10 min。直到直立维持30 min。

②起立床站立体位适应训练：调节角度方法同上。

（2）第Ⅱ、Ⅲ阶段：痉挛期——联带运动期

坐位适应性训练完成后可取坐位30 min，进入本阶段治疗。

1）双手交叉上举训练（健手带动患手）

患者仰卧，用健手将患手拿至胸前，采用巴氏抓握法，健手带动患手向天花板方向做上举动作，做到肩关节屈曲，肘关节伸展，前臂中立稍呈旋后位，停留片刻缓慢返回胸前。每日数次，每次10下。

2）双手交叉摆动训练

在完成上项训练的基础上，进行上举后向左、右两侧摆动的训练。摆动的速度慢，幅度逐渐加大，并伴躯干的旋转。

3）健侧下肢辅助的抬腿训练

患者仰卧，用健侧足从患侧腘窝处插入并沿患侧小腿伸展，将患足抬起，尽量抬高，然后缓慢放回床面，患侧下肢膝关节不得屈曲。治疗师给予指导和帮助，直至患者独立完成。每日数次，每次5下。

4）翻身训练

①从仰卧位到患侧侧卧位：患者仰卧，治疗师立于患侧，令患者健侧上、下肢抬起并伸向治疗师方向，同时躯干向患侧旋转。开始时治疗师予以辅助。患者掌握后落实在日常生活中。

②从仰卧位到健侧侧卧位：患者仰卧，利用以上方法完成向患侧翻身。开始训练时，治疗师可辅助其骨盆旋转或是辅助患侧下肢保持在屈髋、屈膝、全足底着床，在此基础上利用上肢摆动的惯性完成翻身动作。

5）上肢随意运动易化训练

患者仰卧，治疗师一手控制其手，另一手控制其肘关节，在下达"摸嘴"的口令后，辅助患者进行上肢的摸嘴动作训练。然后再

进行"摸头""摸对侧肩"的训练。

6)下肢随意运动易化训练

①髋关节控制训练:患者仰卧,患肢屈髋、屈膝、全足底着床。治疗师坐床边,用大腿协助控制患足,双手距离患侧膝关节左、右约 10 cm,嘱患者用膝左、右摆动碰治疗师双手。患者完成后并巩固,然后加大两手间的距离以提高难度。

②屈曲下肢易化训练:患者仰卧,治疗师一手控制其足趾,另一手控制其膝关节,嘱患者进行屈髋、屈膝运动。然后逐渐减少辅助,直至患者独立地在屈髋、屈膝的状态下抬起下肢(注意髋关节处于中立位)。

③伸展下肢易化训练:患者仰卧,治疗师一手控制其足趾,另一手控制其膝关节,令患者缓慢地将患肢伸直,髋伸展时处于中立位,膝伸展不得出现过伸,踝关节保持背屈、中立位。

7)下肢控制训练

患者仰卧,在下肢随意运动易化训练的基础上,在各种速度下和各种关节角度下"运动"或"停止",以练习下肢的控制能力。

8)搭桥训练

①双腿搭桥训练:患者仰卧,双侧下肢屈髋、屈膝,双足全脚掌着床,双手于胸前交叉。令患者抬起臀部,治疗师予以辅助,或协助控制患侧下肢,或协助骨盆上抬。动作宜缓慢,臀部尽量抬高。

②单腿搭桥训练:当患者掌握了双腿搭桥动作后,改为健侧下肢抬离床面,膝关节伸展,维持患侧单脚支撑的搭桥动作,再将健侧下肢膝关节屈曲放在患侧腿上。

9)从仰卧位到坐位训练

①从健侧坐起训练:患者先将患肢移到床边,从仰卧位转换成健侧在下方的侧卧位,然后双手交叉用健侧前臂支撑,完成坐起

动作。

②从患侧坐起训练:动作要领与上法相同。要点为移动双下肢至床沿,或下垂于床沿,然后翻身成患侧在下方的侧卧位,利用患肢前臂支撑完成坐起,治疗师在其头部予以辅助。

10)坐位平衡训练

①坐位平衡反应诱发训练:患者取端坐位,利用训练球在治疗师的保护下进行向前、后、左、右各方向推球训练,完成躯干的屈曲、伸展和左右侧屈运动。在患者可以维持独立坐位时,治疗师应对其头部、肩部和躯干从各方向施加外力,外力的大小和方向视患者具体情况进行组合变化以诱导患者的平衡反应。坐位平衡反应训练应分别在长坐位和端坐位下进行。训练应循序渐进,防止患者精神紧张和加重痉挛。

②侧方肘支撑调整训练:患者坐在治疗台上,治疗师站在台前,患者身体向一侧倾斜,直至肘关节支撑在台上,然后用自己的力量返回直立坐位。治疗师一手扶持患者倾斜侧的上肢(或控制其躯干)并进行诱导,另一手扶患者肩部并向倾斜方向轻轻推按,促进头的调整反应及健侧躯干的侧屈。

11)从坐位到立位的训练

当患者无坐位平衡障碍或坐位平衡反应充分后,可练习从坐位到立位的训练。患者取坐位,双足全脚掌着地,开始利用训练球令患者双手扶球身体重心前移,治疗师可协助患手扶球,并向前滚动球体,完成躯干屈曲。待患者消除重心前移的恐惧后,令患者端坐位,双手交叉,再双侧髋关节屈曲,重心前移,头部前伸超过足尖,缓慢站起。治疗师立于患侧,在协助患者向上抬起臀部的同时确保患者身体重心向患侧转移。起立时身体重心前移,患侧下肢充分负重,膝关节不能过伸展。从立位到坐位方法相同,顺序相反。

12）可使用上、下肢机器人训练、智能情景虚拟训练等

（3）第Ⅳ、Ⅴ阶段：分离运动期

1）坐位上肢分离运动诱发训练

患者取坐位，治疗师坐在患侧边，下达口令"摸自己的腰部"，帮助患者将患手放到腰部，停留片刻再返回原位。治疗师在训练过程中要认真体会患者的运动感觉恢复状况，随时调整辅助量直至达到患者自己完成摸腰的动作。

2）卧位下肢分离运动强化训练

以下训练对患者步行时骨盆的稳定及患侧掌握反向控制都具有重要的作用。

①患侧髋关节屈曲、膝关节伸展易化训练：患者仰卧，练习膝关节保持伸展位的状态下髋关节屈曲。开始练习时治疗师可予以辅助，在踝关节背屈的状态下尽量抬高下肢，膝关节不得出现屈曲。

②患侧膝关节伸展、髋关节外展易化训练：患者仰卧，在膝关节保持伸展位的状态下练习下肢沿床面向外移动。能较好完成后变换体位为患侧在上方的侧卧位，练习下肢的上抬。

③踝关节背屈训练：患者仰卧，将患肢髋、膝关节屈曲，在治疗师的辅助下进行踝关节背屈训练。

由于此动作是难度较大的分离运动，应坚持长时间练习，也可以教会患者家属辅助患者在病房进行训练。

3）立位下肢分离运动易化训练

①髋关节伸展、膝关节屈曲易化训练：患者取俯卧位，治疗师立于患侧，手扶持患侧踝关节上方辅助其进行膝关节屈曲运动。运动速度宜缓慢，反复练习，当患者能熟练掌握时变换为平行杠内立位训练。

②髋关节伸展、膝关节屈曲、踝关节背屈训练：患者立于平行

杠外,用健手扶杠。双脚前后分开,患侧在后。练习髋关节伸展状态下膝关节屈曲。在此姿势的基础上练习抬腿。

③髋关节屈曲、膝关节伸展、踝关节背屈训练:治疗师将手置于患足踇趾趾腹并将前足部向上抬起,使踝关节背屈,足跟着地,维持前足部不出现跖屈动作。治疗师指示患者重心向前移动,髋关节充分伸展,膝关节不得出现过伸展。

4)步行准备训练阶段

当患者具备立位平衡训练的基本条件和下肢自我控制能力时,方可进入本阶段的训练。掌握本阶段的训练时机是偏瘫患者运动功能恢复的关键。

①立位平衡训练:患者立于平行杠内,双下肢支撑体重,双膝关节轻度屈曲(约15°)。治疗师用双膝控制患者的下肢使其呈外展、外旋位。

②平衡杠内重心转移训练:患侧瘫痪、平衡反应障碍是偏瘫患者存在立位平衡障碍的主要原因,训练时应结合评价结果分析原因,分别采取不同的训练方法。

③单腿站立训练:患侧单腿站立,面前摆放20 cm高的低凳,将健侧下肢踏在上面。治疗师一手下压,向前推患侧骨盆,辅助髋关节伸展,另一手置于健侧躯干,协助患者将重心转移到患侧,然后返回原处。

注意事项:骨盆完成前后倾运动时,双侧膝关节角度不变;骨盆运动使腰椎出现屈曲、伸展时,胸椎应保持稳定;重心向患侧转移时,骨盆运动不得中止,健侧下肢抬起完成骨盆前后倾运动时,髋、膝关节不得摆动,以免因出现代偿而妨碍患侧躯干肌的运动。

5)"八段锦"上肢分离运动训练

①"两手托天理三焦"练习:两脚分开,与肩同宽。十指交叉上托,到颈部翻掌向上推举,同时抬头看手背。稍停留,两掌分开,从

身体两侧下落还原。重复 10～20 次。

②"左右开弓似射雕"练习:横跨一步,比肩稍宽。双手胸前抬起,手腕交叉。马步下蹲拉弓弦状,患手拿弓背,健手指勾起呈拉弦状,双肩同一水平,头向患侧旋转,稍停片刻,还原。重复 10～20 次。

③"调理脾胃臂单举"练习:两脚分开,与肩同宽。患侧手掌自然伸展,呈放松状态,掌心向上,缓缓上托,至眼前患手掌翻转成手心朝上,并做推举动作,缓慢上推,肩、肘伸展,腕背伸。稍停片刻,原路返回。重复 10～20 次。

④"五劳七伤往后瞧"练习:两脚分开,与肩同宽。双肘关节伸直,双肩关节稍外展并充分外旋,双前臂充分旋后,向患侧转头,双目往后看,身体中正膝微屈,稍停片刻还原。重复 10～20 次。

6)物理因子疗法

①低频电疗法:部位为肩髎、臂臑一组,手三里、外关一组,梁丘、血海一组,阳陵泉、悬钟一组。以上部位均取患侧,每次 4 组,用低频(或功能性)电刺激,30 min/次,1 次/日,6 次/周,间隔 1 日,2～3 周为 1 个疗程。

②磁疗法(磁振热疗法):部位为肩髎、臂臑一组,手三里、外关一组,梁丘、血海一组,阳陵泉、悬钟一组。以上部位均取患侧,每次 4 组,30 min/次,1 次/日,6 次/周,间隔 1 日,2～3 周为 1 个疗程。

③热疗法:取 TDP 灯照射患侧肢体(与针刺同时进行),高度约 30 cm,30 min/次,1 次/日,6 次/周,间隔 1 日,2～3 周为 1 个疗程。

④生物反馈疗法:施治者注意调节反馈信号,调节阳性强化的阈值,阈值上下的两种信息用红绿灯光或不同频率的音调反馈,务必使阈值调整恰当,使患者获得自控生物指标的阳性信号占 70%

左右,阴性信号占 30％左右。当阳性信号占 90％以上甚至 100％时,即提高阈值的标准要求;当阳性信号只在 50％左右时,降低阈值标准的要求,使训练循序渐进。每次练习完毕,指出所获成绩,布置家庭作业并提出下次实验室练习任务,30 min/次,1 次/日,6次/周,间隔 1 日,2～3 周为 1 个疗程。

7)作业治疗

包括滚筒训练、上肢近端控制训练、木钉板训练、上肢操球训练、磨砂板训练等。

①滚筒训练:患者坐在治疗台旁,双手叉握,前臂放在滚筒上,用健臂带动患臂来回推动滚筒。

②上肢近端控制训练:患者取坐位,双手握体操棒,两手间距离与肩同宽,双肩屈曲,肘伸展,肘关节支撑在治疗师腿上,治疗师协助患者握棒,同时维持腕关节背伸。

③木钉板训练:在患者患侧放一块木钉插板,嘱患者躯干旋转,利用健侧手取木钉放在健侧身旁的木钉板上,然后再将木钉放回原处。

④上肢操球训练:患者取坐位,治疗师立于患侧根据患者功能情况予以适当辅助,让患者将患侧手置于球上,尽最大可能将球滚向前方,治疗师双手扶持患者肩关节,矫正姿势,同时还可以将健侧手放在膝关节上,患侧手置于球上,利用肘关节的屈曲、伸展,完成球的向前滚动。

⑤磨砂板训练:患者坐在磨砂板前方,根据患者上肢功能水平调好磨砂板的角度,对上肢功能较差的患者,可选用双把手磨具,利用健侧上肢带动患肢完成肩关节屈曲、肘关节伸展、腕关节背伸的运动,治疗师一只手协助患者固定磨具手把,另一只手促进患者肘关节的伸展。

以上作业治疗 1 h/次,1 次/日,6 次/周,间隔 1 日,2～3 周为

1个疗程。

三、中医的认识

（一）典籍

《黄帝内经》中虽无中风病名,但关于中风论述较详,如在中风昏迷期间称为仆击、大厥、薄厥,半身不遂则有偏枯、偏风、身偏不用、风痱等病名。在病因方面,认识到感受外邪、烦劳暴怒可以诱发本病。如《灵枢·刺节真邪》篇云:"虚邪偏客于身半,其入深,内居营卫,营卫稍衰则真气去,邪气独留,发为偏枯。"《素问·生气通天论》云:"阳气者,大怒则形气绝,而血菀于上,使人薄厥。"《素问·调经论》云:"血之与气,并走于上,则为大厥,厥则暴死,气复返则生,不返则死。"此外,还认识到本病的发生与体质、饮食有密切的关系。如《素问·通评虚实论》曾经明确指出:"……仆击,偏枯……肥贵人,则膏粱之疾也。"这些论述为后世临床的发展奠定了基础。

唐宋以前,以"外风"学说为主,多从"内虚邪中"立论。如《灵枢》所说"真气去,邪气独留";东汉张仲景认为"络脉空虚",风邪入中是本病发生的主因,并以邪中深浅、病情轻重而分为中经中络、中脏中腑。在治疗上,主要以疏风散邪、扶助正气为法,《千金方》小续命汤和《素问·病机气宜保命集》大秦艽汤均为代表方。

唐宋以后,特别是金元时期,突出以"内风"立论,是中风病因学说的一大转折。如张元素认为病因为热,他说:"风本生于热,以热为本,以风为标。"刘河间则主"心火暴盛"。李东垣认为属"正气自虚"。朱丹溪主张"湿痰生热",他在《丹溪心法·论中风》中指出:"东南之人,多是湿土生痰,痰生热,热生风也。"元代王履提出"真中""类中"病名。明代张景岳认为本病与外风无关,而倡导"非风"之说,并提出"内伤积损"的论点。《景岳全书·非风》言:"非风一症,即时人所谓中风症也。此症多见卒倒,卒倒多由昏愦,本皆内伤积损颓败而然,原非外感风寒所致。"清代叶天士始明确以"内风"立论,他在《临证指南医案·中风》中进一步明确了"精血衰耗,水不涵木……肝阳偏亢,内风时起"的发病机制并提出滋液息风、补阴潜阳,以及开闭、固脱等法。王清任指出中风半身不遂、偏身麻木是由"气虚血瘀"所致,立补阳还五汤治疗偏瘫,至今仍为临床常用。

(二)疗效评定

1.疗效评价
中风病疗效评定标准(二代,2018.7)

神识:9分;语言:6分;面瘫:2分;眼征:4分;上肢瘫:6分;指瘫:5分;下肢瘫:6分;趾瘫:5分;其他:9分。满分52分。

1～13分:轻型;14～26分:普通型;27～39分:重型;40分及以上:极重型。

2.总体评价
疗效指数=(疗前积分-疗后积分)÷疗前积分×100%

(1)临床痊愈

中医临床症状、体征消失或基本消失,证候积分减少比例≥95%。

(2)显效

中医临床症状、体征明显改善,70%≤证候积分减少比例<95%。

(3)有效

中医临床症状、体征均有好转,30%≤证候积分减少比例<70%。

（4）无效

中医临床症状、体征均无明显改善，甚或加重，证候积分减少比例<30%。

（三）中医康复治疗

治疗原则：辨证论治，调神益气，通经化瘀。

1. 针刺

（1）体针（毫针）

1）Brunnstrom Ⅰ—Ⅱ期：软瘫期

①主穴：风池、扶突、天宗、臑会、手三里、内关、合谷、风市、阳陵泉、丘墟、申脉、华佗夹脊 $L_1 \sim L_5$ 选二穴（均为患侧）。

②辨证配穴：

肝阳上亢：行间、三阴交、风府。

气虚血瘀：足三里、曲池、血海。

风痰阻络：阴陵泉、丰隆、阳池。

阴虚风动：太冲、太溪、肾俞。

痰热腑实：天枢、水道、丰隆。

③操作：用强刺激。风池针感到头，扶突、臑会、手三里、内关针感到手指，合谷使手掌有胀感，风市、阳陵泉针感到足，丘墟足背伸，申脉针感到足底，华佗夹脊局部有针感或到足。

④疗程：1次/日，6次/周，间隔1日，2～3周为1个疗程。

2）Brunnstrom Ⅲ—Ⅴ期：硬瘫期（Ⅵ期）

①主穴：风池、肩髃、肩髎、消泺、天井、外关、后溪、委中、悬钟、昆仑、足临泣。

②辨证配穴：

肝阳上亢：外关、阳陵泉、风府。

阴虚风动:太冲、太溪、肾俞。

气虚血瘀:血海、百会、气海。

风痰阻络:阳池、阴陵泉。

痰热腑实:天枢、水道。

③操作:诸穴均为患侧,用平补平泻法使患者产生针感为度。

(2)头皮针

①取穴:顶颞前斜线(运动区)、顶颞后斜线(感觉区)、枕下旁线(平衡区)。

②操作:各区常规消毒后(每区选2~3穴),以0.35 mm×25 mm不锈钢毫针与头皮呈30°夹角,采用连续压手式进针法,可刺入皮下20 mm,以针刺到帽状腱膜层为宜。1次/日,留针30 min/次,中间行针2~3次,6次/周,间隔1日,2~3周为1个疗程。

(3)电针

适宜Brunnstrom Ⅰ—Ⅱ期。

①取穴:同体针治疗在Brunnstrom Ⅰ—Ⅱ期所用主穴。

②操作:针刺穴位常规消毒,以28号或30号1~1.5寸毫针刺入,进针后刺激得气,接G6805-1型电针治疗仪,以连续波,频率45次/min,刺激量以患者能耐受为度,电针30 min,1次/日,6次/周,间隔1日,2~3周为1个疗程。

(4)穴位注射

①选穴:手三里、外关、阳陵泉、绝骨。

②选药:甲钴胺注射液或神经节苷脂注射液等。

③操作:所选穴位常规消毒后,用无痛快速进针法将注射器针头刺入皮下组织,缓慢推进或上下提插,得气后,回抽无血将药物注入。注射量为1~2 ml。

2.灸法

①主穴:百会、四神聪。

②配穴:至阳穴。

③操作:主穴用压灸,点燃清艾条,灸火直接压灸在间隔物上,产生痛感立即离开,顷刻再压灸,反复灸 20 min;至阳穴用悬灸40 min。1 次/日,6 次/周,2～3 周为 1 个疗程。

3.拔罐

软瘫期:用大小适宜的火罐沿督脉及两侧膀胱经采取闪罐法,或沿上下肢的阳经进行闪罐,1 次/日,6 次/周,每次闪罐以局部皮肤微红为度,2～3 周为 1 个疗程。

硬瘫期:留罐法,部位同上,疗程同上。

4. 推拿

软瘫期——用兴奋性手法:兴奋肌肉和神经,提高肌张力。

第一步:患者俯卧于治疗床,术者站在体侧。

①用右手拇、示指拿揉双风池穴 1 min,酸胀感到头部;用右手拇指点按风府穴 1 min。

②双手拿揉肩井 5 次,用双手拇指分别重按揉大杼、膈俞、脾俞、肾俞、大肠俞、膀胱俞各 5 次。

③双掌根从上到下拍打膀胱经第一侧线 5 次,要求力到肌肉层。

④用掌根直推法从第七颈椎至第五腰椎逐一推动椎体 3～5 下。

第二步:仰卧位,用点、按法作用于患肢穴位(同针刺),然后用推法从患肢的末端向近端推 3～5 次。

第三步:

①患者坐于床上,双足自然垂于床边,术者站立于患者身后,用旋转复位手法,依次左、右整复颈椎、胸椎、腰椎,最好发出弹响声。

②用叩击法自上而下叩击膀胱经第一、第二侧线 3～5 下。1次/日,4 周为 1 个疗程。

硬瘫期——用抑制性手法:降低肌张力,打破异常运动模式。

用滚、揉、按法作用于患侧肌张力高的肌群,放松肌肉,降低肌张力,适当融合 Bobath 手法,可获取更好疗效。

5.中药

辨证使用中药汤剂。

(1)肝阳上亢

治法:平肝潜阳。

方药:天麻钩藤饮加减。

天　麻 10 g　　钩　藤 15 g　　石决明 3 g　　栀　子 10 g
黄　芩 10 g　　川牛膝 10 g　　杜　仲 10 g　　煅龙骨 30 g
桑寄生 15 g　　夜交藤 10 g　　茯　神 15 g　　珍珠母 10 g

(2)风痰阻络

治法:息风化痰。

方药:半夏白术天麻汤加减。

半　夏 10 g　　白　术 30 g　　天　麻 10 g　　茯　苓 15 g
橘　红 10 g　　姜竹茹 10 g　　厚　朴 10 g　　枳　实 10 g

(3)气虚血瘀

治法:益气活血。

方药:补阳还五汤加减。

生黄芪 30 g　　当　归 20 g　　桃　仁 10 g　　红　花 10 g
川　芎 30 g　　地　龙 30 g　　赤　芍 15 g　　牛　膝 15 g

(4)阴虚风动

治法:滋阴息风。

方药:大定风珠或三甲复脉汤加减。

阿 胶 15 g	生白芍 20 g	石决明 30 g	钩 藤 15 g
干地黄 30 g	五味子 10 g	牡 蛎 30 g	络石藤 15 g
茯 苓 15 g	鸡子黄 2 个	炙甘草 6 g	麦 冬 15 g
麻 仁 15 g	鳖 甲 30 g	龟 板 30 g	

（5）阴阳两虚

治法：阴阳双补。

方药：协定方、地黄饮子或金匮肾气丸加减。

熟地黄 30 g	巴戟天 15 g	山茱萸 15 g	石 斛 15 g
肉苁蓉 10 g	附 子 10 g	五味子 15 g	肉 桂 10 g
茯 苓 20 g	麦门冬 20 g	菖 蒲 15 g	远 志 15 g

以上中药水煎服 200 ml，1 日 1 剂，1 个月为 1 个疗程。

以上各型皆可随症加减：上肢功能恢复慢且较差者加桑枝、桂枝，下肢功能恢复慢者加杜仲、牛膝，久病者加水蛭以增强通经活络之力，语言不利者加菖蒲、远志、郁金以化痰开窍，小便失禁者加桑螵蛸、山茱萸、肉桂、益智仁、五味子等补肾收涩之品，口眼歪斜者加白附子、全蝎、僵蚕以祛风通络，大便干结者加火麻仁、郁李仁、肉苁蓉等以润肠通便。

6.中成药

可选用具有活血化瘀作用的中药注射剂静脉滴注。如参芎注射液、灯盏花素粉针剂、丹红注射液等可以选择使用，也可口服血塞通、三七通舒胶囊等活血通络类药物。

7.中药熏洗

处方：

鸡血藤 30 g	桑寄生 15 g	杜 仲 15 g	红 花 15 g
川 芎 15 g	丝瓜络 15 g	木鳖子 15 g	生二乌 15 g
木 瓜 15 g	三 棱 15 g	莪 术 15 g	海桐皮 15 g

路路通 15 g　　桑　枝 15 g　　桂　枝 15 g

用法:用布将上药包好,用冷水先浸泡 20～30 min,然后再加热煮沸,30 min 后倒入脸盆先熏后洗患侧肢体。1 次/日,1 剂/周,2～3 周为 1 个疗程。

8. 其他

①"八段锦"站立位动态平衡训练。

②"摇头摆尾去心火"练习:马步下蹲臀收敛,身体重心在两腿之间转移。

③"两手攀足固肾腰"练习:马步站立,双手上举,然后双手从背后沿腰腿后面向下摩运,同时缓慢屈髋、弯腰。双手从身后到身前,前伸引腰伸展。

第二章　中风后感觉障碍

一、概述

（一）概念

感觉是机体各个感受器接受体内、外刺激后在人脑中的反应过程,包括特殊感觉(视觉、听觉、味觉、嗅觉)和一般感觉(浅感觉、深感觉、复合感觉)两大类。感觉是进行运动的前提,它对躯体的协调、平衡及运动功能有明显影响。中风因脑神经损伤导致感觉传导通路被影响,所以中风后往往伴有感觉功能障碍,影响肢体的运动和平衡。

（二）感觉功能障碍的特点

中风后常见的感觉功能障碍有抑制性症状和刺激性症状,常表现为偏身感觉障碍和单肢感觉障碍。其中以偏身感觉障碍最为常见,其具有病程长、疗效差、见效慢等特点,容易被忽视,治疗针对性差,给患者的日常生活造成极大的痛苦。

（三）感觉功能障碍的表现

1. 抑制性症状

感觉路径破坏时功能受到抑制,在清醒状态下,出现浅感觉(痛觉、温度觉、触觉)或深感觉减退甚至消失。如浅、深感觉均缺失称为完全性感觉缺失。如出现某种感觉障碍而其他感觉保留称为分离性感觉障碍。中风患者多见浅感觉障碍,少部分浅、深感觉均障碍。

2.刺激性症状

感觉路径受到刺激或兴奋性增高时出现刺激性症状,包括感觉过敏、感觉过度、感觉倒错、感觉异常和疼痛。

(1)感觉过敏(肢体痛)

患者对正常的刺激感觉非常强烈,甚至难以忍受,常见于浅感觉障碍。

(2)感觉过度

一般在感觉障碍的基础上出现,刺激开始后不能立刻感知,必须经历一段时间后才出现;迟钝性,感受性降低,兴奋阈升高,刺激必须达到一定强度后才能感受到;不愉快性,所感受的刺激具有爆发性,呈现一种剧烈、定位不明确、难以形容的不愉快感;扩散性,刺激有扩散的趋势,患者受到单点的刺激却感到多点刺激并向四周扩散;延时性,当刺激停止后在一定时间内患者仍有刺激存在的感觉。

(3)感觉倒错

感觉倒错是对刺激产生的错误感觉,如对冷的刺激产生热的感觉,触刺激或其他刺激误认为痛觉等。

(4)感觉异常

没有任何刺激的情况下,患者感到某些部位有蚁走、麻木、瘙痒、针刺、肿胀等感觉,而客观无感觉障碍。

(5)疼痛

接受或传导感觉的结构受到伤害性的刺激或对痛觉传导正常起抑制作用的某些结构受到损害时,都会发生疼痛。疼痛种类很多,包括局部疼痛、放射性疼痛、扩散性疼痛、牵涉性疼痛、灼性神经痛、中枢痛、幻肢痛等。

二、康复治疗

（一）康复评定

通过感觉检查来完成,其可以了解感觉缺损的程度和范围。感觉检查由两部分组成,即给予刺激和观察患者对于刺激的反应。如有感觉障碍,应注意障碍的类型、部位、范围、程度及患者的主观感觉。

1.浅感觉检查

（1）触觉检查

患者闭目。评估者用棉签或软毛笔轻触患侧上、下肢的皮肤,让患者回答有无轻痒的感觉或让患者数所触次数。每次给予的刺激强度应一致,但刺激的速度不能有规律。

（2）痛觉检查

患者闭目。评估者先用圆头针针尖在患者正常一侧上、下肢刺激数下,让患者感受正常刺激的感觉。然后再以均匀的力量用针尖轻刺患侧上、下肢同样部位的皮肤,嘱患者回答"痛"或"不痛",并让患者指出受刺激部位。

（3）温度觉检查

包括温觉及冷觉。患者闭目。评估者用两支盛有冷水或热水的试管,交替、随意分别接触健侧和患侧皮肤,试管与皮肤的接触时间为 2～3 s,嘱患者说出"冷"或"热"的感觉。选用的试管直径要小,管底面积与皮肤接触面不要过大,测定冷觉的试管温度为 5～10 ℃,测定温觉的试管温度为 40～45 ℃,如低于 5 ℃或高于 45 ℃,则在刺激时引起痛觉反应。

（4）压觉检查

患者闭眼。评估者用大拇指用力地挤压健侧和患侧的肌肉或肌腱,请患者指出感觉。对患侧的压觉检查常从有障碍的部位开始直到正常的部位。

（5）疼痛程度的评定

1）视觉模拟评分法（VAS）

目前临床最常用的疼痛程度的定量方法。

无痛 |————————————————| 最严重的疼痛

　　　0　　　　　　　　　　　　　　　10

2）数字评分法（NRS）

无痛 |—|—|—|—|—|—|—|—|—|—| 最痛

　　　0　1　2　3　4　5　6　7　8　9　10

2. 深感觉检查

（1）运动觉检查

患者闭目。评估者轻轻握住患侧手指或足趾的两侧,上下移动 5°左右。让患者辨别移动的方向,如感觉不明确可加大运动幅度或测试较大关节,以了解其减退的程度。

（2）位置觉检查

患者闭目。评估者将患侧肢体放在一定位置,让患者说出所放位置,或嘱患者用其正常肢体放在与患侧肢体相同的位置上,正常人能说出正确位置或做出正确动作。共济运动指鼻试验、跟膝胫试验、站立、行走步态等,如在闭眼后进行,亦为测定位置觉的方法。

（3）振动觉检查

患者闭眼。评估者将每秒振动 256 次的音叉放置在患侧身体的骨骼突出部位,如手指、尺骨茎突、鹰嘴、桡骨小头、内外踝、髂嵴、棘突、锁骨等,询问患者有无持续时间。也可利用音叉的开和关,来测试患者感觉到振动与否。检查时应注意身体上、下、左、右的对比。振动觉可随年龄增长而进行性丧失,较年老者可完全丧失。振动觉障碍和运动觉、位置觉障碍可不一致。

(4)Fugl-Meyer 感觉评分(表 2-1)

表 2-1 Fugl-Meyer 四肢感觉功能评分

感觉测试	部位	初期测定	中期测定	末期测定
Ⅰ.轻触觉(评分标准)	A 上臂			
0 分:麻木,无感觉	B 手掌			
1 分:感觉过敏或感觉减退	C 股部			
2 分:正常	D 足底			
Ⅱ.本体感觉(评分标准)	A 肩部			
	B 肘部			
	C 腕部			
0 分:无感觉	D 拇指			
1 分:4 次回答中有 3 次是正确的,但与健侧比仍有相当的差别	E 髋关节			
	F 膝关节			
2 分:所有回答正确,两侧无差别	G 踝关节			
	H 趾关节			

注:最大感觉积分为 24 分

3.感觉检查和评定的注意事项

①检查感觉功能时,患者必须意识清醒能配合。

②检查前要向患者说明目的和检查方法以充分取得患者合作。

③检查时注意两侧对称部位进行比较。先检查正常的一侧,使患者知道什么是"正常",然后请患者闭上眼,或用东西遮上,再检查患侧。

④先检查浅感觉,然后检查深感觉和皮质感觉,一旦浅感觉受到影响,那么深感觉和皮质感觉也会受到影响。

(二)康复治疗

中风引起的感觉障碍有很多种。其一,一侧身体疼痛和冷热感觉减退;其二,一侧肢体的感觉异常,如麻木感、针刺感、蚁行感、触电感、沉重感、冰冷或灼热感等;其三,是痛觉的过敏,如被轻轻一碰就会感到疼痛难忍,甚至没有刺激也会有疼痛的感觉。

1.康复训练

感觉再教育技术、脱敏疗法和代偿疗法是感觉障碍康复的主要方法。

(1)感觉再教育

感觉再教育适用于能够感觉到针刺、温度变化及压力。感觉再教育技术强调感觉康复要与神经再生的时间相配合。在中风后感觉障碍的康复治疗中,常常将感觉功能与运动功能的再教育结合在一起进行。在进行训练前,应首先使肌张力正常并抑制异常的运动模式。感觉再教育训练的内容须包括在每个运动治疗单元中,如与 Rood 技术相结合。

1)浅感觉障碍的感觉训练

主要以 Rood 技术为主的多种感觉刺激疗法,用冰水刺激皮肤,可以一次或连续刺激,用以训练温度觉;用大头针尖端和钝端刺激皮肤,对痛觉减退、过敏的患者要从正常的部位向障碍部位进行,用以训练痛觉;用大拇指由近端向远端挤压肌肉或肌腱,刺激压觉;轻拍、叩打、轻触患者皮肤,用软毛刷从患侧肢体远端到近端轻刷,将手、脚放到有豆子的盆里搓、踩刺激触觉;同时给予患肢生物电刺激和电针灸。

2）深感觉障碍的感觉训练

如位置觉的障碍、共济失调、动作不准确、平衡功能差以及姿势异常等可选用以下方法。

①早期进行良姿位训练,患肢关节负重,手法挤压以及神经肌肉本体促进技术（PNF）训练。

②平衡训练。

③视觉生物反馈训练（姿势镜）。

④放置训练:保持在一定的空间位置,反复训练直到患者自己能完成这一动作。

3）日常活动训练

指导患者穿脱衣服、用餐、修饰、如厕、转移;根据患者角色,如职业、生活环境、性别、年龄差异进行不同训练。

4）其他作业治疗

可采用在皮肤上涂擦护肤液、用粗糙的毛巾摩擦皮肤表面、揉面或揉捏不同硬度的橡皮泥、用手洗小件衣服、制陶、编织或刺绣等方法。

（2）脱敏疗法

脱敏疗法通常用于疼痛过敏。以提高疼痛阈值为基础,通过连续不断地增加刺激使患者对疼痛的耐受不断加大,从而使患者去除各种不愉快的感觉,逐渐适应和接受这个刺激强度。治疗时,要保护过敏的皮肤部位。

1）使用保护性用具

可使用轻型夹板、羊毛制成的套子或弹性垫。随着治疗的获效,逐渐取消保护性用具。对于过敏皮肤的刺激,可以依据五个层次或阶段进行。

①第一,用音叉、石蜡、按摩等方法较轻柔地振动。

②第二,利用小的按摩器摩擦按摩以及用铅笔末端的橡皮头

持续按压产生中等强度的振动。

③第三,用电振动器产生较强的振动并分辨各种质地的材料(如棉球、羊毛、小豆、毛刷等)。

④第四,继续使用电振动器,患者开始辨认物品。

⑤第五,工作模拟以及 ADL 训练。在工作模拟和 ADL 训练时一定要有疼痛部位参与活动。活动的类型可根据患者的兴趣和职业进行选择。

2)其他方法

叩击、浸入疗法(冰水)、经皮电刺激或超声波等。鼓励患者使用过敏部位参与活动。

(3)代偿疗法

没有保护性感觉反馈存在时进行各种活动,很容易发生烫伤、冻伤等继发性损害。因此,当患者的针刺觉、触觉、压觉及温度觉完全消失或严重受损时,应考虑教给患者代偿保护性感觉丧失的各种方法。

①持续在不敏感的肢体上加压可引起组织缺血坏死。如长期卧床和久坐轮椅都会引起压疮,所以应选择放置减压物品如气垫、水垫、海绵垫等,定时翻身或变换体位。

②局部巨大压力作用于局部皮肤,可引起切割伤和挤压伤。夹板的固定带过窄或过紧都可对皮肤产生较大的压力,因此在夹板的设计、制作以及使用过程中,要避免局部压力过大。

③过冷或过热会造成皮肤的冻伤和烫伤。患者必须对生活中的冷热源十分清楚,并且知道如何保护自己,远离这些危险因素。

④重复性机械压力可引起皮肤的破损。为了防止损伤出现,要尽量减少局部压力。可使用柔软的鞋垫、减轻体重、戴手套等。

⑤感染组织受压可引起感染的扩散,被感染组织不能充分地休息会影响愈合。因此必须让感染部位得到充分的休息,必要时可以使用夹板或其他制动方法让感染部位得到休息。

(4)其他疗法

1)本体感觉训练

患侧肢体的负重,受挤压,主、被动活动各关节等。2～3次/日,30 min/次。

2)复合感觉训练

用实物刺激患侧的手心、足心,或用抓握实物并体会实物的形状,每日数次。

(5)感觉训练基本原则

①感觉训练前要纠正异常肌紧张使其正常化,抑制异常姿势和病理运动模式。

②施加感觉刺激时,必须防止刺激造成的痉挛加重。

③为获得最佳治疗效果必须取得患者的合作。

④治疗者与患者要有充分的思想准备,感觉恢复不可能在短时间出现。

⑤感觉训练需要成百上千次的重复,因此感觉训练的内容应当包括在每个治疗单元中。

⑥每一项训练都要在有和无视觉反馈两种情况下进行。

⑦常用多感觉训练法结合,感觉和运动训练的结合,患肢和健肢的结合,促进功能恢复。

⑧根据患者感觉障碍的程度选择适当的训练方法和训练工具,训练要循序渐进、由易到难、由简单到复杂。

2.物理因子

(1)经皮神经电刺激疗法(TENS)

通过皮肤电极将特定低频脉冲电流输入人体内,并选择性刺激传入感觉粗纤维神经,兴奋脊髓胶质细胞,抑制传导细胞的突触前部,进而阻断疼痛冲动传入而发挥镇痛作用。该疗法可扩张血管,增加局部血流灌注,加速致痛物质的排出,减轻致痛反应。

(2)超短波疗法

超短波可抑制感觉神经的传导,可以使血管壁通透性增强,改善局部血液循环,起到促进代谢产物的排泄和消除的作用。

(3)超声波疗法

超声间动电疗法指超声与间动电同时作用于人体,通过超声的机械振动对组织产生的细微按摩、温热作用与间动电的扩张血管、改善血液循环叠加而成,效果更好。

(4)经颅直流电刺激

是一种非侵袭性的经颅电刺激方法,其刺激效应具有极性特点,阳极刺激可使皮质的兴奋性提高,阴极刺激可使皮质的兴奋性降低。

(5)石蜡疗法

蜡疗主要通过温热作用使局部毛细血管扩张、血流加快,改善局部血液循环及淋巴循环。

3.疗效评定

(1)肢体神经感觉功能综合评价方法

采用英国医学研究会(BMRC)于 1954 年提出的肢体神经感觉功能综合评价方法进行评价,观察内容主要包括上、下肢神经支配区内的浅痛觉、深痛觉、触觉、两点辨别觉。对以上各项检查部位及结果进行记录,保证治疗前后在同一部位进行检查。根据检查分为 7 个级别。见表 2-2。

表 2-2　肢体神经感觉功能综合评价

级别	感觉恢复情况
S 0	支配区神经内感觉缺失
S 1	支配区神经内深层痛觉恢复
S 2	支配区神经内浅表感觉和触觉部分恢复
S $^{2+}$	支配区神经内痛觉和触觉恢复,但有感觉过敏
S 3	支配区神经内感觉和触觉完全恢复
S $^{3+}$	支配区神经内感觉和触觉恢复,两点辨别觉也有一定恢复
S 4	支配区神经内感觉完全恢复

痊愈:肢体神经感觉完全恢复,功能达到 S 4 级。有效:肢体神经感觉升高 1 个或多个等级。无效:肢体神经感觉治疗前后无变化。

（2）简化 Fugl-Meyer 评定法（见运动功能评定）

（3）日常生活活动能力评定

改良 Barthel 指数量表、功能独立性评定（见运动功能评定）。

以上评定分别在治疗开始前和治疗结束后各评定 1 次。

三、中医的认识

（一）典籍

中风后感觉障碍多表现为偏身麻痛。汉代张仲景在《金匮要略》中指出:风邪中络,可致"肌肤不仁"。明代以来,诸家著作以"麻木"为独立病名。

《黄帝内经·素问》中对此也有论述:"荣气虚则不仁,卫气虚则不用,荣卫俱虚,则不仁且不用,肉如故也。不仁,麻木顽痹也。"

《金匮要略·中风历节病脉证并治》曰:"邪在于络,肌肤不仁;邪在于经,即重不胜;邪入于腑,即不识人;邪入于脏,舌即难言,口吐涎。"

清代王清任《医林改错·卷下·半身不遂论叙》曰:"中风半身不遂,偏身麻木,气虚血瘀而成。"

(二)疗效评定

1.临床痊愈

中医临床症状、体征消失或基本消失,证候积分减少≥95%。

2.显效

中医临床症状、体征明显改善,≤70%证候积分减少<95%。

3.有效

中医临床症状、体征均有好转,≤30%证候积分减少<70%。

4.无效

中医临床症状、体征均无明显改善,甚或加重,证候积分减少不足30%。

注:证候积分=[(治疗前积分-治疗后积分)÷治疗前积分]×100%

(三)中医康复治疗

治疗原则:辨证论治,调神益气,通络化瘀。

1.针刺

(1)体针(毫针刺)

1)取穴

主穴:百会、内关、极泉、尺泽、太冲、三阴交。

配穴:气海、关元、血海^双、足三里^双、合谷^双。

2）辨证配穴

气虚血瘀：加气海、膈俞以益气活血。

痰湿阻络：加阴陵泉、丰隆以除湿化痰通络。

阴虚风动：加行间、风池、风府以滋阴息风。

阴阳两虚：加申脉、肾俞以滋阴补阳。

3）操作

主穴用平补平泻，虚证用补法，实证用泻法，有针感即可。1 次/日，留针 30～40 min/次。6 次/周，间隔 1 天，2～3 周为 1 个疗程。

（2）头皮针

1）焦氏头皮针

①取穴：感觉区。

②定位：先取运动区。上点在前后正中线的中点向后移 0.5 cm 处，下点在眉枕线和鬓角发际前缘相交区（若鬓角不明显者，可从颧弓中点向上引一垂直线，将此线与眉枕线交点前 0.5 cm 处作为点），上下两点的连线即运动区。

在运动区向后移 1.5 cm 一条平行线即感觉区。其功能为：刺激区内上 1/5 位，可治疗对侧腰腿痛、麻木、感觉异常以及后头部、颈项部疼痛和耳鸣；刺激区内中 2/5 位，可治疗对侧上肢疼痛、麻木、感觉异常；刺激区内下 2/5 位，可治疗对侧面部麻木、偏头痛、颞合关节炎等。

③操作：平刺，得气后行小幅度、高频率的捻转手法。

2）朱氏头针（北京针灸骨伤学院朱明清教授创立的头针体系）

①取穴：顶颞带。

②定位：以前顶—头维连线为中心，两边各开 0.5 cm 的治疗带。

③操作：从头维针向前顶方向，平刺。得气后使用小幅度、大

强度、中等频率的提插手法,无须捻转。1 次/日,留针 30～
40 min/次。6 次/周,间隔 1 天,2～3 周为 1 个疗程。

2.灸法

感觉障碍一般不宜用灸法,易引起烫伤。

3.拔罐

抑制性症状用闪罐法,大小适宜的火罐沿督脉及两侧膀胱经
闪罐法或沿上下肢的阳经、阴经进行闪罐,每次闪罐以局部皮肤微
红为度。

刺激性症状用留罐法,部位同上。

1 次/日,6 次/周,2～3 周为 1 个疗程。

4.推拿及点穴手法

①患者仰卧位,治疗师分别点按肩髃、曲池、外关、合谷、风市、
足三里、阳陵泉、三阴交等穴位各 3～5 次。

②沿着手、足三阳,三阴经的走向由近端到远端推 3～5 次,然
后拍打相应的皮肤。

③挤压上肢的肩、肘、腕关节,下肢髋、膝、踝关节 3～5 次。

④在无痛范围内被动活动上、下肢各关节 5～10 次。

5.中药

辨证使用中药汤剂。

(1)气虚血瘀

治法:益气活血,化瘀通络。

方药:补阳还五汤加减。

生黄芪 50 g　　当　归 15 g　　桃　仁 15 g　　红　花 10 g
赤　芍 15 g　　川　芎 30 g　　地　龙 10 g

(2)阴阳两虚

治法:滋阴补阳。

方药:地黄饮子加减。

熟地黄 15 g	山茱萸 15 g	巴戟天 15 g	肉苁蓉 15 g
麦 冬 15 g	五味子 9 g	石 斛 15 g	附 子 10 g
石菖蒲 15 g	远 志 15 g	茯 苓 15 g	肉 桂(后下) 10 g

(3)阴虚风动

治法:镇肝熄风,滋阴潜阳。

方药:镇肝熄风汤加减。

怀牛膝 15 g	代赭石 15 g	生龙骨 30 g	生牡蛎 30 g
生龟板 15 g	生白芍 15 g	元 参 15 g	天 冬 15 g
川楝子 10 g	生麦芽 15 g		

(4)痰湿阻络

治法:祛风除湿,化痰通络。

方药:半夏白术天麻汤加减。

半 夏 9 g	天 麻 6 g	茯 苓 6 g	橘 红 6 g
白 术 15 g	甘 草 3 g		

以上中药水煎服 200 ml,1 日 1 剂,1 个月为 1 个疗程。

6.中成药

用华佗再造丸等。

7.中药熏蒸

自拟方:

当 归 15 g	丹 参 30 g	乳 香 15 g	没 药 15 g
路路通 15 g	木 瓜 15 g	防 风 15 g	桂 枝 15 g
伸筋草 15 g	鸡血藤 15 g		

用法:以上中药放入中药熏蒸仪中,患者全身或局部浸入仪器中,促进全身气血运行。注意不要出现烫伤。

1 日 1 次,1 剂药/周,1 个月为 1 个疗程。

8.其他

（1）物理疗法

采用 TDP 于患侧局部照射，1～2 次/日，6 次/周，间隔 1 日，2～3 周为 1 个疗程。

（2）静脉用药

活血化瘀类药物用于闭塞性脑血管疾病，如脑供血不全、脑血栓形成、脑栓塞等。静脉滴注如川芎嗪、灯盏花素注射液，注射用红花黄色素、脉络宁注射液等。

第三章　中风失语(构音障碍)

一、概述

(一)概念

　　失语症是一种获得性语言障碍,指由脑损伤所致的后天习得的语言能力丧失或受损的一种语言障碍综合征。临床表现出听、说、读、写等功能受损。患者意识清醒,没有精神及严重的智力障碍,也没有感觉缺失和发音器官功能障碍等现象,却听不懂别人及自己讲的话,说不出要表达的意思,也不理解或写不出病前会读、会写的字句。失语症常见于脑血管疾病、颅脑损伤、脑肿瘤、脑部感染等。

　　构音障碍指由神经肌肉的器质性病变引起发音器官的肌肉无力、肌张力异常或运动不协调等所导致的语言障碍。强调呼吸、共鸣、发音和韵律方面的变化。构音障碍常见的病因有脑血管疾病、舌咽神经、迷走神经、舌下神经损伤(如肿瘤、外伤等)、发音器官畸形、重症肌无力等。

(二)构音障碍的特点

　　失语症的主要语言症状如下。

　　①听觉理解障碍:是指患者对口语的理解能力降低或丧失,是失语症患者常见的症状之一。根据失语症的类型和程度的不同,

表现出对字词、短句和文章的理解障碍。

②口语表达障碍。

③阅读障碍。

④书写障碍。

构音障碍临床可表现为吐字不清、说话费力,甚至丧失发音能力等。通常患者听觉理解能力正常,并能正确地选择词汇及按语法排列词句,但不能很好地控制重音、音量和音调。

二、现代康复

(一)康复评定

1. 失语症评定

目前,虽然国际上还没有统一的失语症检查法,但对失语症患者语言功能的评定基本上都是从听、说、读、写四个方面进行检测的。听觉理解主要包括对听到的字、词、句的理解和执行口头命令等;口语表达主要包括自发言语、复述、命名等;阅读理解主要包括朗读,对看到的字、词、句的理解和执行书面命令等;书写主要包括抄写、描写、听写等。

2. 构音障碍评定

目前,国内外对构音障碍的评定方法尚未统一,主要通过从主观和客观两个方面反映构音障碍的特点。对构音障碍的客观研究手段包括空气动力学检查法、声门肌电图、纤维频闪喉内镜、电子腭位图、舌运动描记器、唇二维运动学分析法、鼻流量测定、声学语音分析软件等。仪器检查能够更客观、更精确地揭示构音器官的病理和功能状态。国内用于构音障碍的功能性评定主要有两种:河北省人民医院构音障碍评定法和中国康复研究中心构音障碍评定法。

（二）康复治疗

1. 失语症的治疗原则

（1）适应证

原则上所有失语症患者都能进行语言训练。有明显意识障碍，情感、行为和精神异常及全身状况差不能配合训练者除外。

（2）治疗时机

原发疾病不再进展，生命体征稳定应尽早开始训练。开始训练的时间越早，训练效果越好。当患者出现以下状况时，可考虑停止语言训练：全身状态不佳，意识障碍，重度痴呆，拒绝训练；或经过一段时间训练后已达到相对静止状态（也称为平台期）时，亦可考虑停止语言训练。

2. 失语症治疗的主要机制

失语症主要是由脑部与语言有关的结构损伤引起的，恢复的理论依据为脑的可塑性。具体到语言治疗方面，有两种学说：功能代偿学说和功能重组学说。

（1）功能代偿学说

Luria 认为是由其他脑区来取代病损区的功能，基本脑结构功能和高层脑结构功能的动员及某些神经细胞代偿受到损伤的神经细胞功能。如代表传统法的 Schuell 刺激法就是刺激残存的功能以达到代偿。

（2）功能重组学说

利用其他神经通路，用不同的方法来完成被破坏的神经结构所承担的功能。失语症的恢复即神经系统的重组，反复的刺激可能促进这种重组。

3.失语症治疗方法

在制定构音障碍的治疗程序之前要了解患者的病史,明确临床诊断,尤其是构音障碍的严重程度、损伤部位、范围和性质,并为预后做出大致判断。

(1)发音训练

痉挛型构音障碍的喉运动异常主要是内收增强,而弛缓型则相反,主要是内收减弱。根据患者具体情况可选择发音启动训练、持续发音训练、音量控制训练、音高控制训练、鼻音控制训练。

(2)口面与发音器官训练

肌肉收缩的力量、时间、运动范围、运动速度和准确性与方向对产生正常言语是至关重要的。任何神经肌肉的损害都可影响运动性言语的各方面。运动性言语的各方面包括呼吸、发音、共鸣和语调。最常见的损害是发音动作和发音肌群的损害,而且往往是构音障碍治疗的重要方面。发音动作要求颌、唇、舌、腭的功能正常。这些发音器官的任何功能异常,都可破坏言语信号。例如,面肌无力可影响发"p,b,m"音,舌肌无力或运动受限则可直接影响发"1,s,t"等音。发音动作的练习和发音动作的改善是发音准确的前提,从而提高言语的可理解度。口面与发音器官训练包括唇闭合、唇角外展,舌的运动,软腭抬高,交替运动。

(3)语音训练

大部分构音障碍患者表现为发音不清,在评价时有些患者能够正确读字词,但在对话时单辅音不正确,应把重点放在发单音训练上,然后逐渐过渡到练习字、词组、语句朗读。对前一类患者要求他们在朗读和对话时减慢说话速度,使他们有足够时间完成每个音的发音动作。可让患者朗读散文、诗歌等,有助于控制言语速度。为了控制对话时言语速度,可与患者进行简短回答练习。所问的问题应能使患者做出简短的可控制速度的回答,同时注意发音的准确。当患者发单音困难时,治疗师首先应明确患者是否已进行足够的发音器官训练和交替运动训练,只有当舌、唇、颌及软腭的运动范围、运动力量、运动速度、协调性和准确性的训练已完成,才能进行发音训练。

(4)语言节奏训练

语言节奏是由音色、音量、音高、音长4个要素构成的。其中任何一个要素在一定时间内有规律地交替出现就可形成节奏。由音色造成的节奏主要表现在平仄和语调上,由音长造成的节奏主要表现在速度和停顿上。在构音障碍中,共济失调型和运动减退型均存在重音、语调和停顿不当与不协调。语言节奏训练包括重音与节奏训练和语调训练。

(5)非言语交流方法的训练

重度构音障碍的患者由于言语功能的严重损害,即使经过言语治疗其言语交流也是难以进行的。为使这部分患者能进行社会交流,语言治疗师可根据每个患者的具体情况和未来交流的实际需要,选择替代言语交流的一些方法并予以训练。目前,国内常用且简单易行的有图画板、词板、句子板等。图画板上画有多幅日常正常生活活动的画面,对于文化水平较低和失去阅读能力的患者会有所帮助。词板和句子板上有常用词和句子,有些句子板还可以在适当的位置上留有空间,让患者书写一些信息。词板、句子板适用于有一定文化水平和运动能力的患者。训练患者应用替代言语交流的方法只能解决重度构音障碍患者的基本交流需要。近年来,国外采用计算机辅助交流系统来帮助重度构音障碍的患者发送言语交流障碍信息,取得了良好的疗效。功能训练须持之以恒,每日进行,3个月为1个疗程。

4.物理因子

（1）低频电疗

使用吞咽障碍治疗仪。用蝴蝶形电极片 1 对,贴咽喉两侧,强度以患者耐受为度。1 次/日,6 次/周,间隔 1 日,2~3 周为 1 个疗程。

（2）TDP 照射

照于喉部,局部温热感,30 min/次,1 次/日,6 次/周,间隔 1 日,2~3 周为 1 个疗程。

三、中医的认识

（一）典籍

"失语"一词源自现代医学,中医学将失语症称为"风懿""舌暗""语涩""喑痱""不能言""中风失音""舌强"等。传统中医学中的失语症以现代医学来阐释,我们认为"风懿"类似感觉性失语,"语涩"类似运动性失语,"舌暗"类似构音障碍。

《素问·大奇论篇第四十八》曰:"心脉小坚急,皆鬲偏枯,男子发左,女子发右,不喑舌转,可治。"

唐代王焘《外台秘要》曰:"肝风其口不能言,脾风其声不出。"

《针灸资生经·第四　中风不语》曰:"巢氏云、脾脉络胃夹咽,连舌本,散舌下。心之别脉,系舌本。心脾受风邪,故舌强不语。"

《冯氏锦囊秘录·卷八　方脉中风合参》曰:"中风失语之证有六:有失音不语者,有舌强不语者,有神昏不语者,有口噤不语者,有舌纵语涩者,有舌麻言謇者,可不详欤?"

清代王清任《医林改错·卷下　半身不遂论叙》云"中风半身不遂,偏身麻木,气虚血瘀而成",又云"辨语言謇涩非痰火……

今半身无气,亦不能全动,舌亦半边无气,亦不能全动,故说话不真"。

清代程国彭《医学心悟·首卷 中风不语辨》曰:"若心经不语,必昏冒全不知人,或兼直视摇头,盖心不受邪,受邪则殆,此败证也。若胞络受邪,则时昏时醒,或时自喜笑。若脾经不语,则人事明白,或唇缓,口角流涎,语言謇涩。若肾经不语,则腰足痿痹,或耳聋遗尿,以此为辨。"

清代孙一奎言:"舌之下窍,肾之津液所朝也。"

清代姚俊《经验良方全集》曰:"瘖音因,不能言也。"

(二)疗效评定

中医证候疗效评定如下。

1. 临床痊愈

中医临床症状、体征消失或基本消失,证候积分减少≥95%。

2. 显效

中医临床症状、体征明显改善,70%≤证候积分减少<95%。

3. 有效

中医临床症状、体征均有好转,30%≤证候积分减少<70%。

4. 无效

中医临床症状、体征均无明显改善,甚或加重,证候积分减少不足30%。

注:证候积分=〔(治疗前积分-治疗后积分)÷治疗前积分〕×100%

(三)中医康复治疗

治疗原则:辨证论治,通督调神,解语开窍。

1. 针刺

(1)体针(毫针刺)

1)取穴

主穴:人中、百会、哑门、风府、风池、廉泉。

配穴:神门、太溪、内关、通里、天突。

2)辨证配穴

心肾不交:三阴交、复溜、劳宫、肾俞、心俞。

心脾两虚:三阴交、心俞、脾俞、太白。

肝肾亏虚:三阴交、肝俞、肾俞、太溪、太冲。

肝阳上亢:曲池、合谷、三阴交、行间。

痰瘀阻络:血海、丰隆、膈俞、足三里。

3)操作

廉泉、哑门用毫针泻法,其他主穴平补平泻;配穴按虚补实泻法。1 次/日,留针 30～40 min/次,6 次/周,间隔 1 日,2～3 周为 1 个疗程。

(2)头皮针

头皮针的选穴根据大脑皮质功能定位的相应投影区来选取,可以使脑组织的电活动发生改变,激活语言中枢,运动性失语采用言语 1 区,命名性失语采用言语 2 区,感觉性失语采用言语 3 区。头皮针用 0.30 mm×25 mm 毫针与头皮呈 15°夹角快速进针 30～35 mm,至帽状腱膜下,快速捻转 1～2 min,180～200 转/min,间隔 15 min,重复捻转 1 次,1 次/日,留针 30～40 min/次,6 次/周,间隔 1 日,2～3 周为 1 个疗程。

(3)舌针

舌针通常采取的是舌面点刺,方法是患者自然伸舌于口外,按前中后和左中右把舌面分为 9 区,在 9 区内逐一以 28 号 1.5 寸毫针进行点刺,出血最佳。1次/日,6次/周,间隔1日,2～3周为1个疗程。

（4）刺络疗法

1）金津玉液点刺放血

嘱患者张口,用压舌板抬高舌体,暴露出舌下系带两侧静脉,左侧取金津,右侧取玉液,严格消毒后用三棱针快速点刺放血,放血量为1～2滴/次。1次/日,6次/周,间隔1日,2～3周为1个疗程。

2）风府点刺放血

严格消毒后用三棱针直接点刺风府穴,深度在0.5～1.0 cm,放血量为1～2滴/次。1次/日,6次/周,间隔1日,2～3周为1个疗程。

（5）电针

取穴:风池、夹廉泉。

操作:患者取侧卧位或俯卧位,用30号2～3寸毫针,严格按照无菌操作规程,以75％乙醇常规消毒。将针分别刺入双侧风池和夹廉泉,连接电针;风池和夹廉泉要求针尖向鼻尖方向斜刺,电针采用低频（30～40 Hz）连续波,咽部刺激强度以患者能耐受并出现局部肌肉收缩为止。1次/日,留针30～40 min/次,6次/周,间隔1日,2～3周为1个疗程。

（6）耳穴

可取心、肾、脑、皮质下等穴,每次取2～3个穴位,取王不留行粘贴相应耳穴,次日取下。隔日1次,2～3周为1个疗程。

2.灸法

根据辨证选取经络体表巡行路线点灸,每条经络选取2～3个穴位进行点灸。

取穴:心肾不交证取心经通里穴和肾经太溪穴,心脾两虚证取心经通里穴和脾经太白穴,肝肾亏虚证取肝经太冲穴和肾经太溪穴,肝阳上亢证取肝经行间穴和心经神门穴,痰瘀阻络证取脾经阴陵泉穴和肾经阴谷穴。

方法:使用周楣声主任医师所创的"万应点灸笔",根据不同的辨证分型,采用相应的穴位,先以药纸含药的一面平整紧贴穴位,用点燃的点灸笔对准穴位如雀啄之状,一触即起,每穴点灸5～6次,以局部皮肤潮红为度,1次/日,6次/周,间隔1日,2～3周为1个疗程。

3. 火罐

中风构音障碍的病变部位在咽喉部位,该部位不宜用火罐疗法,以免损伤局部皮肤。

4. 推拿

①宜用轻柔手法,从上到下推颈部的阳明经、少阳经、太阳经5～10次。

②点揉风池、翳风、天鼎、天突5～10次。

③用疏风散火法梳理头两侧少阳经5～10次,然后五指敲打百会和四神聪5～10次。

5. 中药

辨证使用中药汤剂。

(1)肝肾阴虚

治法:滋补肝肾,开窍化痰。

方药:地黄饮子加减。

熟地黄 30 g	巴戟天 15 g	山茱萸 15 g	石 斛 15 g
肉苁蓉 15 g	附 子 15 g	五味子 15 g	肉 桂 15 g
茯 苓 15 g	麦 冬 15 g	菖 蒲 15 g	远 志 15 g

（2）风痰阻络

治法：祛风化痰。

方药：解语丹加减。

附　子 30 g　　菖　蒲 30 g　　远　志 30 g　　天　麻 30 g

全　蝎 30 g　　羌　活 30 g　　僵　蚕 30 g　　木　香 15 g

胆南星 30 g

以上中药水煎服 200 ml，1 日 1 剂，1 个月为 1 个疗程。

6. 中成药

大活络丸或解语丹。

7. 中药熏蒸

咽喉部位不宜熏蒸。

8. 其他

①健身气功：六字诀。1～2 次/日，长期坚持。

②打破心理障碍，多说话，多交流，多唱歌。

第四章 中风后吞咽障碍

一、概述

（一）概念

吞咽障碍是由于支配下颌、双唇、舌、软腭、咽喉、食管的括约肌或食管的神经或功能受损及相应的肌肉、韧带等受损，不能安全有效地把食物由口经咽喉、食管送到胃内以取得足够营养和水分的进食困难。由中风引起的吞咽障碍称为中风后吞咽障碍。

（二）吞咽功能障碍的特点

中风后吞咽障碍是由脑皮质及皮质下损伤而出现的吞咽功能异常，发生率为 30％～60％，大多预后良好。严重者会出现吞咽困难、呛咳甚至肺炎，影响中风患者的预后。

脑皮质及皮质下损伤引起的吞咽障碍，通常的特征有：吞咽唾液启动困难，咽唾液能力下降（也称干吞咽）；咽期启动延迟，运送迟缓；口腔期不协调；咽肌收缩减弱，咽期吞咽时间延长；咽期清除能力下降；误吸；喉咽段功能障碍；食管括约肌松弛，进食时可能误吸。

中风后从口腔期至咽期各阶段均可出现吞咽功能障碍，不同部位吞咽障碍的特点有不同侧重。

二、现代康复

（一）康复评定

1. 评定的目的

筛查是否存在吞咽障碍，明确吞咽障碍的病因，判断吞咽障碍的程度，制定并评价吞咽障碍的康复治疗方案。

2. 所用设备

基本的工具是小手电筒和压舌板，了解正常的口颜面解剖学外观图，在检查时有助于向患者解释正常的吞咽过程。

其他所需物品包括：小喉镜或冰棒棉，用于触觉或冷刺激；喂食工具，如汤匙杯，有时需要注射器、导管、吸管或移液器等；食物和液体，如水、冰块、浓流质、羹、饼干或形如其他小块的需咀嚼的固态食物；接呕吐物的容器，如杯、小塑料桶或盆等；围裙、毛巾或纸巾；抽吸设备，以防食物进入气管；有助于提供非食物刺激的工具，包括线布卷或包着弹性吸管的纱布、柠檬汁、糖水与盐等。

3. 评定方法

吞咽障碍的临床评估

1) 主观评估

主观评估是指由患者本人、照顾者、家属及重要的他人所提供的病历资料。包括主诉、既往有关的主客观检查及其医疗处理。医生及治疗师、护士每次与患者面谈所涉及的有关症状及功能不佳的描述都被视为主观资料，应做好相应的记录。在首次接诊患者时，医师应了解患者的主诉、询问病史，从主观上发现患者是否存在吞咽障碍。主观评估包括主诉、病史、营养状态、心理问题等。

2) 客观评估

由受过专门训练的专业人员再次加工或是给予确认的医疗信

息后进行,这些评估必须以专业术语描述。

①反复唾液吞咽试验:患者取坐位或半坐卧位。检查者将手指放在患者的喉结及舌骨处,让患者尽量快速反复吞咽,喉结和舌骨随着吞咽运动,越过手指,向前上方移动然后再复位,通过手指确认这种上下运动,下降时即为吞咽的完成。结果:观察在 30 s 内患者吞咽的次数和喉上抬的幅度,高龄患者 30 s 内完成 3 次即可。口干患者可在舌面沾少量水后让其吞咽,如果喉上下移动小于 2 cm 则可视为异常。对于患者因意识障碍或认知障碍不能听从指令,反复唾液吞咽试验执行起来有一定的困难。这时可用蘸上冰水的棉签在口腔和咽做冷按摩,观察吞咽的情况和吞咽启动所需要的时间。

②饮水试验:先让患者单次喝下 2~3 匙水,如无问题,再让患者像平常一样喝下 30 ml 水,然后观察和记录饮水时间、有无呛咳、饮水状况等。饮水状况的观察包括啜饮、含饮、水从嘴唇流出、边饮边呛、小心翼翼地喝等表现,饮后声音变化、患者反应、听诊情况等。按Ⅰ~Ⅴ级进行评价记录。

Ⅰ级:可一次喝完,无呛咳;

Ⅱ级:分两次以上喝完,无呛咳;

Ⅲ级:能一次喝完,但有呛咳;

Ⅳ级:分两次以上喝完,且有呛咳;

Ⅴ级:常常呛住,难以全部喝完。

诊断标准:在 5 s 内喝完为正常,分级在Ⅰ级;饮水喝完时间超过 5 s,分级在 Ⅰ~Ⅱ级;用匙饮用,每次喝一匙,连续两次均呛咳属异常,分级在Ⅲ、Ⅳ、Ⅴ级。

③染料测试:对于气管切开患者可以利用蓝色染料(一种无毒的蓝色食物色素)测试。给患者进食一定量的蓝色染料混合食物,吞咽后,观察或用吸痰器在气管套中抽吸,确认是否有蓝色染料食

物。若有咳出蓝色染料食物或从气管套中吸出有蓝色染料食物,应安排做吞咽造影检查。如果稍后才从气管套中吸出蓝色分泌物,就不一定是误吸所致,因为正常的分泌物也会流经口腔和咽,蓝色染料混合分泌物流经上述器官并覆盖于气管壁,吸出蓝色分泌物并非异常,应视为假阳性结果。

3)摄食评估

①食物的准备:查阅病历,了解患者的临床情况,询问患者对食物的喜好及选择情况。选择的食物是否遵循色香味俱全、营养均衡的搭配原则。其中更重要的是选择食物的性状,如稀流质、黏稠流质、糊状、软饭等,必要时可选取食物加稠剂进行调制。

②进食时观察:进食过程的评价是了解吞咽功能的重要检查,为确定是否要做进一步实验室检查提供依据。其内容包括精神意识状态、呼吸状况、口腔控制食物状况等。

吞咽障碍评估是吞咽障碍治疗不可或缺的重要内容。通过上述各项检查与评估,语言治疗师或评估者应能初步得出下述印象:患者吞咽异常的可能原因,最容易吞咽哪种食物,食物放于口中的最佳位置,采取何种姿势吞咽,需要进一步完善哪些仪器检查。

4)吞咽障碍的仪器检查

可进行吞咽造影检查、内镜吞咽检查、超声吞咽检查、磁共振成像、CT 检查、肌电图检查、测压检查、食管 pH 监测、脉冲血氧饱和度监测等。

(二)康复治疗

大部分中风后吞咽障碍的症状和体征随时间的变化而变化,因此治疗方案要随时间变化而有所变化,治疗技术的选择也应强调要个体化。

吞咽障碍的非手术治疗

近年来有关脑损伤患者进食、吞咽障碍治疗的文献报道越来越多,主要以非手术治疗方法为主。包括以下几个方面。

1)行为治疗

吞咽障碍的行为治疗包括代偿方法、温度刺激训练、呼吸道保护手法训练、吞咽姿势调整、生物反馈训练等。其中,代偿方法和吞咽姿势调整主要是用于改善吞咽障碍的症状,而温度刺激训练、呼吸道保护手法训练、生物反馈训练则主要用于改善口咽的生理状态,这些治疗也称为康复治疗技术。

2)电刺激治疗

随着电子技术的发展和电极的更新,过去视为相对禁忌的颈部电刺激技术目前已得到突破,作为吞咽障碍治疗的重要手段被广泛应用。在此领域目前较多使用的有神经肌肉低频电刺激、中频电刺激、气脉冲刺激治疗、电针灸等。

3)说话瓣膜

在气管切开患者中,在气管套管口安放一个单向通气阀,用于改善吞咽和说话功能的装置。由于患者佩戴此通气阀后,恢复了发声、语言交流功能,故被称为说话瓣膜。说话瓣膜类似于人工鼻,在美国等国家应用普遍,但在我国极少见于应用报道。

三、中医的认识

(一)典籍

中医古籍并无吞咽障碍之名,吞咽障碍因其以纳食困难、吞咽不利、饮水呛咳等表现为主,多归属于中风"噎膈""喉痹""风痱""喑痱"等范畴。《医说·膈噎诸气·五噎》云:"噎者,有噎塞不通,心胸不利,饮食不下也,各随其证而治之。"《诸病源候论·风病诸候》曰："风痱之状，身体无痛，四肢不收，神智不乱，一臂不遂者，风痱也。时能言者可治，不能言者不可治。"

中医针灸治疗吞咽障碍的中医理论基础是经络学说。从经络的循行来看主要有以下几条经脉直接经过咽喉部：

任脉"起于中极之下……循腹里，上关元，至咽喉，上颐，循面，入目"。

足太阴脾经"上膈，挟咽，连舌本散舌下"。

足阳明胃经"其支者，从大迎前下人迎，循喉咙，入缺盆，下膈，属胃，络脾"。

足少阴肾经"其直者……入肺中，循喉咙，挟舌本"。

足厥阴肝经"挟胃属肝络胆，上贯膈，布胁肋，循喉咙之后，上入颃颡，连目系，上出额，与督脉会于巅"。

（二）疗效评定

中医证候疗效评定如下。

1.临床痊愈

中医临床症状、体征消失或基本消失，证候积分减少≥95%。

2.显效

中医临床症状、体征明显改善，70%≤证候积分减少<95%。

3.有效

中医临床症状、体征均有好转，30%≤证候积分减少<70%。

4.无效

中医临床症状、体征均无明显改善，甚或加重，证候积分减少不足30%。

注：证候积分＝［（治疗前积分－治疗后积分）÷治疗前积分］×100%

（三）中医康复治疗

治疗原则:辨证论治,通督调神,利咽通络。

1.针刺

（1）体针（毫针刺）

1）取穴

主穴:哑门、廉泉、天鼎、天容。

配穴:神庭、百会、风府、翳风、天牖、通里。

2）辨证配穴

风火上扰:行间、曲池、丰隆、内庭,清肝泻火。

风痰瘀阻:丰隆、脾俞、血海、阴陵泉,化痰通络。

气虚血瘀:足三里、血海、脾俞、三阴交,益气活血。

阴虚风动:肝俞、肾俞、太溪、太冲,补肝益肾。

3）操作

哑门、廉泉用 0.35 mm×40 mm 不锈钢针,进针 0.5～0.8 寸,稍作捻转,有针感即可。天鼎、天容用同样规格的针具,用提插捻转手法,针感在喉部或传到上肢及远端。

1 次/日,留针 30 min/次,6 次/周,间隔 1 日,2～3 周为 1 个疗程。

（2）项针

项丛针:项丛刺取穴共 6 个穴点。分别以两风池与风府沿颅底作一连线,左右各分成 3 等份,每 1 等份为 1 个穴位。

操作:项丛刺取穴共 6 个穴点。用 0.35 mm×40 mm 或 0.25 mm×40 mm 不锈钢针,以风府穴为标准点每隔一横指刺 1 针,向两侧乳突处呈弧形展开。进针深度为 1.0～1.2 寸,稍做提插捻转。

（3）舌针

取穴：金津、玉液。

操作：点刺放血。

（4）头皮针

1）方法1

取穴：百会、四神针、颞三针、脑三针。

操作：各穴位常规消毒后，以0.35 mm×25 mm不锈钢毫针与头皮呈30°夹角采用连续压手式进针法，可刺入皮下20 mm，以针刺到帽状腱膜层为宜。1次/日，留针30 min/次，6次/周，间隔1日，2～3周为1个疗程。

2）方法2

取穴：额中线、运动区中下1/3、感觉区中下1/3。

操作：各穴位常规消毒后，以0.35 mm×25 mm不锈钢毫针与头皮呈30°夹角，以60～120次/min速度快速提插或捻转，以间断刺激手法20 min后拔除；或以100～200 Hz疏密波电针通过20 min，刺激量以患者最大耐受量为度。1次/日，留针30 min/次，6次/周，间隔1日，2～3周为1个疗程。

（5）其他疗法

咽后壁点刺出血。

2.灸法

（1）艾灸头部穴位

主穴百会用压灸，穴位上以经制备的4～6 mm厚的附子片作间隔，点燃清艾条，灸火直接压灸在间隔物上，至穴位皮肤局部灼热潮红时立即提起，顷刻再压灸，反复灸40 min；神庭、大椎穴用清艾条悬灸40 min。1次/日，6次/周，间隔1日，2～3周为1个疗程。

（2）艾灸腹部穴位

选取神阙、气海、中脘、关元，将点燃的艾条放在离穴位 2～5 cm 处，利用腕部的力量旋转艾炷进行施灸，以皮肤有温热感而稍微偏烫但不难受为度。1 次/日，灸 40 min/次，6 次/周，间隔 1日，2～3 周为 1 个疗程。

3. 火罐

中风后吞咽障碍的病变部位在咽喉部位，该部位不宜用火罐疗法，以免损伤局部皮肤。

4. 推拿

①宜用轻柔手法，从上到下推颈部的阳明经、少阳经、太阳经 5～10 次；

②点揉风池、翳风、天鼎、天突 5～10 次；

③用疏风散火法梳理头两侧少阳经 5～10 次，然后五指敲打百会和四神聪 5～10 次。

5. 中药

辨证使用中药汤剂。

（1）肝肾阴虚

治法：滋补肝肾，开窍化痰。

方药：地黄饮子加减。

熟地黄 30 g	巴戟天 15 g	山茱萸 15 g	石　斛 15 g
肉苁蓉 15 g	附　子 15 g	五味子 15 g	肉　桂 15 g
茯　苓 15 g	麦　冬 15 g	菖　蒲 15 g	远　志 15 g

（2）风痰阻络

治法：祛风化痰。

方药：解语丹加减。

附　子 30 g	菖　蒲 30 g	远　志 30 g	天　麻 30 g

全　蝎30 g　　羌　活30 g　　僵　蚕30 g　　木　香15 g
胆南星30 g

以上中药水煎服 200 ml,1 日 1 剂,1 个月为 1 个疗程。

6.中成药

大活络丸或解语丹。

7.中药熏蒸

咽喉部位不宜熏蒸。

8.其他

①健身气功:六字诀。1～2 次/日,长期坚持。
②打破心理障碍,多说话,多交流,多唱歌。

第五章　中风后肩手综合征

一、概述

（一）概念

肩手综合征（shoulder-hand syndrome，SHS），又称反射性交感神经性营养不良综合征（reflex sympathetic dystrophy syndrome，RSDS），以疼痛、水肿、自主神经功能障碍、运动失调及营养改变为临床特点。SHS 可以是原发的，也可由不同因素促发，如轻微的周围神经损伤及中枢神经障碍、急性卒中和脊髓损伤、内分泌疾病和心肌梗死都可引起 SHS。

SHS 是患者中风后常见的并发症，它通常影响患侧上肢功能恢复，仅有 1/5 的患者能够完全恢复以前的活动。如不予适当治疗，将导致肩、手、指的永久性畸形。

（二）肩手综合征的特点

肩手综合征主要表现为患侧肩、肘、手指僵硬、多汗、皮肤颜色和温度改变，患侧的上肢活动关节也受到严重影响。一般分为 3 期。

Ⅰ期：急性期，肩部疼痛、活动受限，常伴指、腕关节的疼痛；手指大多保持轻微屈曲位，且屈曲的可动范围受限；手部肿胀、皮肤潮红、皮肤温度增高等血管运动性改变；腕关节活动尤其是屈曲时疼痛加重;X线多可见肩手部骨骼局灶性脱钙。

Ⅱ期:营养障碍期,肩手部疼痛、肿胀、活动受限症状持续或减轻,手及上肢皮肤菲薄、皮肤温度降低;手部小肌肉明显萎缩,手掌筋膜肥厚。

Ⅲ期:肩手部疼痛减轻或消失,手部血管运动性改变消失,而肌肉萎缩明显,形成挛缩畸形;X线可见患肢广泛骨质疏松,但不典型的形式也可只表现为其中的某一期或受累的肢体远端或近端的某一部分。

二、现代康复

(一)康复评定

1.关节活动度评定

评估患侧肩、肘、腕、掌指关节、指间关节相应各轴向的主动、被动活动度,并客观记录。

2.肌力评定

徒手肌力6级评定法,记录各轴向主动活动时相应肌群的肌力。

3.感觉功能评定

同感觉功能障碍的评定。

4.疼痛评定

同感觉功能障碍的评定。

5.综合评估

(1)运动功能评定

采用改良Fugl-Meyer评定法。

（2）水肿程度评分标准

采用目测类比评分法（visual analogue scale，VAS），0分为无水肿，2分为轻度，4分为中度，6分为严重水肿。

（3）日常生活活动能力评定法（ADL）

选取上肢相关五项，根据 Barthel 指数积分。

6.疗效评定标准

痊愈：患肢疼痛、肿胀等完全消失，关节被动活动度达到正常值，手部小肌肉无萎缩，Fugl-Meyer 上肢关节活动度评测积分及上肢疼痛积分均为 24 分。

显效：患肢疼痛显著减轻，被动活动时可略有痛感，肿胀大部分消退，关节被动活动度明显改善，手部小肌肉无萎缩或萎缩不明显，Fugl-Meyer 上肢关节活动度评测积分及上肢疼痛积分提高比例均＞50％。

有效：患肢疼痛、肿胀等有所减轻，被动活动时疼痛明显，关节被动活动度改善不明显，手部小肌肉萎缩不明显，Fugl-Meyer 上肢关节活动度评测积分及上肢疼痛积分提高比例为25％～50％。

无效：患肢疼痛、肿胀等无明显改善，关节主动活动、被动活动仍明显受限，无任何改善，肌肉萎缩逐渐加重，Fugl-Meyer 上肢关节活动度评测积分及上肢疼痛积分提高比例均＜25％。

（二）康复治疗

1.良姿位摆放

将患者抬高，防止患手长时间处于下垂位；维持腕关节于背屈位，可采用上翘夹板固定腕关节。卧位时，将上肢平放，远端抬高与心脏平齐，手指放开，半握空拳，可置一圆形物体于手掌中。此姿势可促进静脉血回流。各种体位摆放均应避免腕屈曲。

2.主动、被动运动

上肢上举主动或助力运动(在无痛范围内),双手巴士球训练,棍棒操,如有可能进行患手的抓握训练。训练 1~2 次/日,30 min/次,6 次/周,间隔 1 日,2~3 周为 1 个疗程。

3.冰疗

对于手指痉挛和指、背肿胀者适用。治疗师将患者的手浸入盛有碎冰和水的桶中,碎冰和水的比例为 2∶1,浸泡 20 s,然后每隔 30~60 s 后再次浸泡,共浸泡 3 次。训练 1~2 次/日,30 min/次,6 次/周,间隔 1 日,2~3 周为 1 个疗程。

4.向心性缠绕手指、手腕

用直径 1~2 mm 的线绳由远端向近端缠绕拇指,然后依次缠绕其他手指。开始时在指甲处绕一小环,然后适度用力,向近端缠绕至指根部为止,缠完后从指端小环处迅速拉开线绳以完整暴露手指并尽可能教会患者家属操作该项治疗方法,该治疗 2~3 次/天。

5.物理因子治疗

低频电治疗,频率为 30 Hz,电极放于手三里和外关处,通电后患手出现背伸动作,1~2 次/日,30 min/次,6 次/周,间隔 1 日,2~3 周为 1 个疗程。

6.神经生理发育疗法

Ⅰ期用 Rood 技术,Ⅱ期用 Brunnstrom 技术,Ⅲ期用 Bobath 技术。1~2 次/日,30 min/次,6 次/周,间隔 1 日,2~3 周为 1 个疗程。

三、中医的认识

（一）典籍

《内经》中虽无中风病名，但关于中风论述较详。在病名方面，依据症状表现和发病阶段不同而有不同的名称。如在中风昏迷期间称为仆击、大厥、薄厥，半身不遂者则有偏枯、偏风、身偏不用等病名。在病因方面，认识到感受虚邪、烦劳、暴怒、膏粱之味诱发本病。如《灵枢·刺节真邪》篇云："虚邪偏客于身半，其入深，内居营卫，营卫稍衰则真气去，邪气独留，发为偏枯。"《素问·生气通天论》云："阳气者，大怒则形气绝，而血菀于上，使人薄厥。"《素问·调经论》云："血之与气，并走于上，则为大厥，厥则暴死，气复返则生，不返则死。"此外，还认识到本病的发生与体质、饮食有密切的关系。如《素问·通评虚实论》曾经明确指出："……仆击，偏枯……肥贵人则膏粱之疾也。"这些论述为后世临床的发展奠定了基础。

唐宋以前，以"外风"学说为主，唐宋以后，突出以"内风"学术立论。如张元素认为"风本生于热，以热为本，以风为标"。刘河间则主"心火暴盛"。李东垣认为属"正气自虚"。朱丹溪主张"湿痰生热"。

明清时期提出"内伤积损""内风"立论，指出中风半身不遂、偏身麻木是由"气虚血瘀"所致。

（二）疗效评定

中医证候疗效评定如下。

1.临床痊愈

中医临床症状、体征消失或基本消失，证候积分减少≥95%。

2.显效

中医临床症状、体征明显改善,70％≤证候积分减少＜95％;

3.有效

中医临床症状、体征均有好转,30％≤证候积分减少＜70％;

4.无效

中医临床症状、体征均无明显改善,甚或加重,证候积分减少不足30％。

注:证候积分＝[(治疗前积分－治疗后积分)÷治疗前积分]×100％

(三)中医康复治疗

治疗原则:辨证论治,益气活血,通经活络。

1.针刺

(1)体针

1)取穴

主穴:风池、天鼎、肩井、肩髃、手三里、阳池。

配穴:消泺、尺泽(曲池)、外关、合谷、中渚穴。

2)操作方法

患者取仰卧位,穴位皮肤常规消毒后,先取 45 mm×0.30 mm 不锈钢毫针进针,得气行捻转提插。天鼎、手三里、阳池针感到手指。1 次/日,留针 30 min/次,6 次/周,间隔 1 日。2～3周为 1 个疗程。

(2)电针治疗

取穴同上。肩井、肩髃一组,手三里、阳池一组,用疏密波,可见肌肉跳动。1 次/日,留针 30 min/次,6 次/周,间隔 1 日。2～3周为 1 个疗程。

（3）温针灸

1）取穴

取肩髃、肩髎。

2）操作方法

患者取坐位或斜卧位,穴位皮肤常规消毒后,先取 45 mm×0.30 mm 不锈钢毫针进针,得气行捻转提插,而后在针柄上套 1 寸的艾炷并点燃,共燃 2～3 炷,1 次/日,6 次/周,间隔 1 日。2～3 周为 1 个疗程。

2.灸法

患侧肩关节处、患侧手背,灸盒温和灸,1 次/日,灸 30～60 min/次,6 次/周,间隔 1 日。2～3 周为 1 个疗程。

3.火罐

用闪罐法,适用于各期。在肩关节前、外、后侧沿着肌群逆肌纤维闪罐,直到局部皮肤发红。

4.推拿

同运动功能障碍 Brunnstrom Ⅰ－Ⅳ上肢的手法治疗。

5.中药

辨证使用中药汤剂。

（1）痰热郁滞

治法:清热化痰,消肿止痛。

方药:涤痰汤加减。

半　夏 10 g	胆南星 10 g	丹　参 30 g	枳　实 15 g
竹　茹 10 g	茯　苓 20 g	滑　石 20 g	防　己 10 g
薏苡仁 30 g	海桐皮 10 g	桑　枝 30 g	

（2）痰湿痹阻

治法:温经通络,化痰除湿。

方药:乌头汤加减。

制川乌 6 g	半　夏 10 g	制南星 10 g	白　芍 30 g
甘　草 10 g	干　姜 9 g	桂　枝 12 g	羌　活 12 g
片姜黄 10 g	威灵仙 12 g	细　辛 3 g	全　蝎 10 g
蜈　蚣 2 条			

(3)气虚血瘀

治法:益气健脾,活血通络。

方药:补阳还五汤加减。

黄　芪 30 g	当　归 12 g	川　芎 12 g	桃　仁 10 g
红　花 10 g	赤　芍 12 g	地　龙 10 g	全　蝎 10 g
桑　枝 30 g	白　芍 30 g	甘　草 10 g	

以上中药水煎服 200 ml,1 日 1 剂,1 个月为 1 个疗程。

6.中成药

通心络胶囊,按说明书服用。

7.中药熏洗

(1)药酒擦洗

组成:威灵仙、桑枝、桂枝、伸筋草、透骨草、羌活、当归、川芎、红花、延胡索、乳香、没药各 15 g。取上药加酒 2 000 ml,浸泡 2 周后,取药酒稍加热后擦洗患肩及上肢,2 次/日,30 min/次,以透热或皮肤潮红为度,1 个月为 1 个疗程。

(2)中药熨烫

组成:同上。首次将中药与 1 kg 大粒盐混匀后在铁锅炒热装布袋,温度为 45～50 ℃,热敷患肩和患手。之后,药袋可用微波炉加热。1 次/日,30 min/次,6 次/周,间隔 1 日。2～3 周为 1 个疗程。

(3)中药熏蒸

组成:同上。将中药交熏蒸室,由专业护理人员操作,熏蒸患侧上肢。

8. 其他

（1）水针注射

组成：复方倍他米松注射液 1 ml（或曲安奈德注射液 2 ml）、利多卡因注射液 2 ml、生理盐水 2 ml。

操作：肩关节前、外、后各找一个痛点或敏感点，严格消毒后进针回抽无血出现，各注射 2 ml 混合液。出针压迫止血，贴上创可贴。1 次/周，连续 2 周。

（2）必要时悬吊带吊兜患侧上肢

第六章 中风后眩晕

一、概述

(一)概念

眩晕是因机体对空间定位障碍而产生的一种运动性或位置性错觉。常指周围物体或身体的倾斜、旋转、晃动,进而引起患者姿势失稳、平衡障碍、步态障碍,甚至伴有焦虑和抑郁,病情较轻时闭上双眼后症状可自行缓解,而病情较重时可伴有呕吐或恶心等临床表现。

(二)眩晕的分类

眩晕根据病因及临床表现,常分为周围性眩晕和中枢性眩晕。周围性眩晕是由前庭感受器或前庭神经颅外段病变引起;中枢性眩晕是以椎基底动脉供血区受累多见,也见脑干及小脑梗死或出血、后循环障碍等。

1. 周围性眩晕

(1)良性阵发性位置性眩晕(耳石症)

患者出现短暂的、有头位方向性变动相关的眩晕,伴有眼球震颤,大多无耳聋、耳鸣症状。

(2)梅尼埃病

患者出现发作性眩晕、波动性耳聋、耳鸣和耳胀满感四联症表现,大多单耳发病。

(3)前庭神经炎

患者发作性眩晕症状重,有时伴有剧烈眼球震颤,具有自限性,有上呼吸道感染史,激素治疗有效。

(4)与中耳相关的疾病

包括中耳炎、耳硬化症、前半规管裂。

(5)突发性聋伴眩晕

突发性聋伴发的眩晕可以表现为前庭功能正常或低下,部分患者可以表现为良性阵发性位置性眩晕。

2. 中枢性眩晕

中枢性眩晕是由中枢前庭通路病变导致的。

(1)中枢性眩晕临床特点

中枢性眩晕具有症状轻、持续时间长、病因复杂、预后较差等特点,一般有严重的失衡、中枢性眼球震颤及不太明显的运动错觉和自主神经症状,神经系统查体可见阳性体征。

(2)中枢性眩晕常见病因

1)脑血管病

主要是由椎动脉系统供血区域受影响而引起,部分是由大脑中动脉供血的岛叶发生梗死引起的旋转性头晕。

2)偏头痛

偏头痛患者也可以发生头晕,可能与前庭中枢有关。

3)多发性硬化

多发性硬化患者也有 50% 会发生头晕。

4)中枢性位置性眩晕

多由第四脑室、背侧的小脑蚓部及前庭神经核的病变引起。最可能的导致中枢性眩晕/眼球震颤的原因是前庭反射对前庭区域的抑制解除。

5）桥小脑角和后颅窝的肿瘤

此病也可引起头晕。

6）精神性头晕

属于转换障碍，有心因性的姿势和步态障碍，存在缺损症状但无神经系统阳性体征。特定的精神因素刺激发生的平衡觉障碍。

（三）中风后眩晕的临床特点

中风后眩晕主要表现为患者感到眩晕、恶心、呕吐、平衡障碍以及共济失调等，一般不伴有耳鸣和听力下降。

二、现代康复

（一）康复评定

1.平衡与协调的概念

①平衡是指在不同的环境和情况下维持身体直立姿势的能力。平衡是人体保持体位，完成各项日常生活活动，尤其是步行的基本保证。

②协调功能是人体自我调节，完成平滑、准确且有控制的随意动作的一种能力。协调是完成精细运动技能动作的必要条件。小脑、前庭神经、视神经、深感觉、锥体外系在运动的协调中发挥重要作用。

2.平衡反应测试

（1）坐位平衡

1）检查方法

受试者坐在椅子上，检查者将患者上肢向一侧牵拉。

2）结果判断

①阳性反应：头部和胸廓出现向中线的调整，被牵拉一侧出现保护性反应，另一侧上、下肢伸展并外展。

②阴性反应：头部和胸廓未出现向中线的调整，被牵拉一侧和另一侧上、下肢未出现上述反应或仅身体的某一部分出现阳性反应。

（2）跪位平衡

1）检查方法

受试者取跪位，检查者将患者上肢向一侧牵拉，使之倾斜。

2）结果判断

①阳性反应：头部和胸廓出现向中线的调整，被牵拉一侧出现保护性反应，对侧上、下肢伸展并外展。

②阴性反应：头部和胸廓未出现向中线的调整，被牵拉一侧和另一侧上、下肢未出现上述反应或仅身体的某一部分出现阳性反应。

（3）站位平衡

1）检查方法

受试者取站立位，检查者向左、右、前、后方向推动受试者身体。

2）结果判断

①阳性反应：脚快速向侧方、前方、后方跨出一步，头部和胸廓出现调整。

②阴性反应：不能为维持平衡而快速跨出一步，头部和胸廓不出现调整。

（4）Bobath 法平衡功能评定

也可以把平衡功能分为三级，即Ⅰ级静态平衡、Ⅱ级自动态平衡、Ⅲ级他动态平衡。见表 6-1。

中风病功能障碍的康复治疗

表 6-1　Bobath 法平衡功能评定

分级	名称	标准
Ⅰ级	静态平衡	被测试者在不需要帮助的情况下能维持所要求的体位(坐位或立位)
Ⅱ级	自动态平衡	被测试者能维持所要求的体位,并能在一定范围内主动移动身体重心后仍维持原来的体位
Ⅲ级	他动态平衡	被测试者在受到外力干扰而移动身体重心后仍恢复并维持原来的体位

(5)Berg 平衡量表(表 6-2)

表 6-2　Berg 平衡量表评定标准

检查项目	评分	完成情况
从坐位站起	4 分	不用手扶能够独立地站起并保持稳定
	3 分	用手扶着能够独立地站起
	2 分	几次尝试后自己用手扶着站起
	1 分	需要他人少量的帮助才能够站起或保持稳定
	0 分	需要他人中等或大量的帮助才能够站起或保持稳定
无支持站立	4 分	能够安全地站立 2 min
	3 分	在监视下能够站立 2 min
	2 分	在无支持的条件下能够站立 30 s
	1 分	需要若干次尝试才能无支持地站立 30 s
	0 分	无帮助时不能站立 30 s
无靠背坐位,但双脚着地或放在一个凳子上	4 分	能够安全地保持坐位 2 min
	3 分	在监视下能够保持坐位 2 min
	2 分	能坐 30 s
	1 分	能坐 10 s
	0 分	没有靠背支持不能坐 10 s
从站立位坐下	4 分	最小量用手帮助安全地坐下
	3 分	借助于双手能够控制身体的下降

检查项目	评分	完成情况
	2分	用小腿后部顶住椅子来控制身体的下降
	1分	独立地坐,但不能控制身体的下降
	0分	需要他人帮助坐下
转移	4分	稍用手扶就能够安全地转移
	3分	绝对需要用手扶着才能够安全地转移
	2分	需要口头提示或监视才能够转移
	1分	需要一个人的帮助
	0分	为了安全,需要两个人的帮助或监视
无支持闭目站立	4分	能够安全地站立10 s
	3分	监视下能够安全地站立10 s
	2分	能站立3 s
	1分	闭眼不能达3 s,但站立稳定
	0分	为了不摔倒而需要两个人帮助
双脚并拢无支持站立	4分	能够独立地将双脚并拢并安全地站立1 min
	3分	能够独立地将双脚并拢并在监视下站立1 min
	2分	能够独立地将双脚并拢,但不能保持30 s
	1分	需要别人帮助将双脚并拢,但能够双脚并拢站立15 s
	0分	需要别人帮助将双脚并拢,双脚并拢站立不能保持15 s
站立位时上肢向前伸展并向前移动		上肢向前伸展达水平位,检查者将一把尺子放在指尖末端,手指不要触及尺子。测量的距离是被检查者身体从垂直位到最大前倾位时手指向前移动的距离。如有可能,要求被检查者伸出双臂以避免躯干的旋转
	4分	能够向前伸出>25 cm
	3分	能够安全地向前伸出>12 cm
	2分	能够安全地向前伸出>5 cm
	1分	上肢能够向前伸出,但需要监视

中风病功能障碍的康复治疗

续　表

检查项目	评分	完成情况
	0分	在向前伸展时失去平衡或需要外部支持
站立位时从	4分	能够轻易地且安全地将鞋捡起
地面捡起物品	3分	能够将鞋捡起,但需要监视
	2分	伸手向下达2~5 cm,且独立地保持平衡,但不能将鞋捡起
	1分	试着做伸手向下捡鞋的动作时需要监视,但仍不能将鞋捡起
	0分	不能试着做伸手向下捡鞋的动作,或需要帮助免于失去平衡或摔倒
站立位转	4分	从左右侧向后看,体重转移良好
身向后看	3分	仅从一侧向后看,另一侧体重转移较差
	2分	仅能转向侧面,但身体的平衡可以维持
	1分	转身时需要监视
	0分	需要帮助以防身体失去平衡或摔倒
转身360°	4分	在≤4 s的时间内安全地转身360°
	3分	在≤4 s的时间内仅能从一个方向安全地转身360°
	2分	能够安全地转身360°但动作缓慢
	1分	需要密切监视或口头提示
	0分	转身时需要帮助
无支持站	4分	能够安全且独立地站立,在20 s时间内完成8次
立时将一只脚放	3分	能够独立地站立,完成8次时间>20 s
在台阶或凳子上	2分	无须辅助工具在监视下能够完成4次
	1分	需要少量帮助能够完成>2次
	0分	需要帮助以防止摔倒或完全不能做
一脚在前	4分	能够独立地将双脚一前一后地排列(无间距)并保持30 s
无支持站立	3分	能够独立地将一只脚放在另一只脚的前方(有间距)并保持30 s

检查项目	评分	完成情况
	2 分	能够独立地迈一小步并保持 30 s
	1 分	向前迈步需要帮助,但能够保持 15 s
	0 分	迈步或站立时失去平衡
单腿站立	4 分	能够独立抬腿并保持时间>10 s
	3 分	能够独立抬腿并保持时间 5~10 s
	2 分	能够独立抬腿并保持时间>3 s
	1 分	试图抬腿,但不能保持 3 s,但可以维持独立站立
	0 分	不能抬腿或需要帮助以防摔倒

3.平衡功能测定仪

(1)测定方法

受试者坐或站在检查台定位点上,双手自然垂放于身体两侧,两眼平视前方,于睁眼和闭眼两种状态下测试平衡功能。测试时间分别为 1 min。

(2)结果判定

人体重心移动类型、重心移动轨迹长度、移动面积、重心移动中心的偏移、Romberg 率等。根据个体康复治疗前后变化进行结果比较。

4.协调的评定方法

(1)指鼻试验

嘱患者先将手臂伸直、外展、外旋,以示指尖触自己的鼻尖,然后以不同的方向、速度、睁眼、闭眼重复进行,且两侧比较。小脑半球病变时可看到同侧指鼻不准,接近鼻尖时动作变慢,或出现动作性震颤(意向性震颤),且常见超过目标(辨距不良)。感觉性共济失调时睁眼做无困难,闭眼时则发生障碍。

（2）对指试验

嘱患者伸直示指，曲肘，然后伸直前臂以示指触碰对面检查者的示指。分别在睁眼和闭眼时进行试验，若总是偏向一侧，则提示该侧小脑或迷路有病损。

（3）跟膝胫试验

患者仰卧，上抬一侧下肢用足跟碰对侧膝盖，再沿胫骨前缘向下移动。小脑损害时抬腿触膝易出现辨距不良和意向性震颤，下移时常摇晃不稳。感觉性共济失调时，患者足跟于闭目时难寻到膝盖。

（4）快速反复动作（轮替动作）试验

评定交互动作。嘱患者以前臂向前伸平并快速反复地做旋前旋后动作，或以一侧手快速连续拍打对侧手背，或足跟着地以前脚掌敲击地面等。小脑性共济失调患者做这些动作笨拙，节律慢而不匀，称为轮替动作不能。

（5）闭目难立征（Romberg 征）

嘱患者双足并拢站立，两手向前平伸，闭目。如出现身体摇晃或倾斜则为阳性。仅闭目不稳提示两下肢有感觉障碍（感觉性共济失调），闭目、睁目皆不稳提示小脑蚓部病变（小脑性共济失调）。蚓部病变易向后倾，一侧小脑半球病变或一侧前庭损害则向患侧倾倒。

附：平衡与协调评定表（表 6 - 3）

表 6 - 3　平衡与协调评定表

平衡与协调评定	评定时间						评定时间					
	月	日	月	日	月	日	月	日	月	日	月	日
指鼻试验												
轮替试验												
示指对指												
跟膝胫												
睁眼/闭眼站立												
平衡与协调总评分												

注:完成动作正常为 5 分;能完成,但完成的速度和熟练程度稍差为 4 分;能完成,但共济失调明显,速度慢,不稳定为 3 分;只能完成部分动作为 2 分;不能完成动作为 1 分。

5.眩晕障碍评定量表（DHI）（表 6 - 4）

表 6 - 4　眩晕障碍评定量表(DHI)

项目	评分（是＝4,有时＝2,否＝0）
(1)抬头增加你的眩晕症状吗?	
(2)你是否为你的眩晕疾病感到沮丧?	
(3)由于疾病,你是否减少了休闲或业务旅行?	
(4)沿着狭长的过道行走是否会使你的眩晕症状加重?	
(5)你是否因疾病而上床或下床困难?	
(6)疾病是否严重地限制你参加宴会、看电影、跳舞或聚会等社交活动?	
(7)疾病是否导致你阅读困难?	
(8)参加剧烈的活动（比如运动、跳舞）是否比家庭琐事（比如扫地、收拾碗筷）更能增加你眩晕的症状?	
(9)你是否因为眩晕而不敢独自离家?	
(10)你是否因为疾病而曾经在他人面前出现尴尬?	
(11)迅速活动你的头部是否增加你眩晕的症状?	

项目	评分（是＝4，有时＝2，否＝0）
（12）你是否因为疾病而避免在高的地方？	
（13）在床上翻身是否增加你的症状？	
（14）你是否由于眩晕而不能做紧张的家务活或庭院劳动？	
（15）由于你的眩晕，你是怕别人觉得你是喝醉了？	
（16）你是否由于疾病导致你不能出去散步？	
（17）沿着人行道行走是否加重你的疾病？	
（18）你是否因为眩晕而难以集中精力？	
（19）你是否因为眩晕而在黑暗中绕你房间行走有困难？	
（20）你是否因为眩晕而不敢独自在家	
（21）你是否因为眩晕而自觉有缺陷？	
（22）是否因为眩晕强化了你与家庭成员或朋友的关系？	
（23）你是否因你的眩晕而压抑、沮丧？	
（24）疾病是否干扰了你的工作或家庭责任？	
（25）弯腰是否会加重你的眩晕症状？	
评分合计	

同时回答以下几个问题：

①过去三个月平均每个月眩晕发作的次数。

②你觉得自己的眩晕症状严重程度 VAS 评分（0 为无眩晕，10 为最严重，你选择一个数字）。

眩晕完全无症状 ———————————————————眩晕极其严重

0　1　2　3　4　5　6　7　8　9　10

（二）康复治疗

1.平衡训练

（1）基本原则

①从静态平衡（Ⅰ级平衡）训练开始过渡到自动态平衡（Ⅱ级

平衡),再过渡到他动态平衡(Ⅲ级平衡)。

②逐步缩减人体支撑面积和提高身体重心,在保持稳定性的前提下逐步增加头颈和躯干运动,从睁眼训练逐步过渡到闭眼训练。

③训练时注意患者安全,避免发生意外损伤。

(2)坐位平衡训练

①Ⅰ级平衡训练:通过协调躯干肌肉以保持身体直立。开始时需要有人在身旁保护,逐步过渡到无保护独立坐。

②Ⅱ级平衡训练:独立完成身体重心转移、躯干屈曲、伸展、左右倾斜及旋转运动,并保持坐位平衡的训练。可以采用拾取身体周围物体或进行作业。

③Ⅲ级平衡训练:胸前双手抱肘,由治疗者施加外力破坏患者坐位的稳定,诱发头部及躯干向正中线的调正反应。

(3)立位平衡训练

①Ⅰ级平衡训练:用下肢支撑体重保持站立位,必要时治疗者可用双膝控制患者下肢,或使用支架帮助固定膝关节。开始时两足间距较大,以提高稳定性;在能够独立站立后逐步缩小两足间距,以减小支撑面,增加难度。

②Ⅱ级平衡训练:独立完成身体重心转移、躯干屈曲、伸展、左右倾斜及旋转运动,并保持立位平衡的训练。开始时由治疗者双手固定患者髋部,协助完成重心转移和躯体活动,逐步过渡到由患者独立完成动作。

③Ⅲ级平衡训练:站立姿势下抵抗外力保持身体平衡。患者可以采用平衡板训练、站立作业训练等。

(4)利用设备的动态平衡训练

包括平衡板训练、大球或滚筒训练、平衡仪训练、水中平衡训练等。

（5）日常生活运动相关的训练

结合患者日常生活活动能力训练，患者于病房或治疗室内行走训练，也可上下台阶，于走廊上、双杆内行走，结合平衡训练，先睁眼进行后闭眼进行。根据患者情况，制订个体化训练计划，循序渐进。训练强度为 30 min/次，2 次/日，4 周为 1 个疗程。在患者治疗开始后每天进行相应功能的记录。

2.协调训练

（1）种类

上肢、下肢、躯干分别在卧位、坐位、站立位、步行中和增加负荷的步行中训练。

（2）要点

①无论症状轻重，患者均应从卧位训练开始，待熟练后再在坐位、站立位、步行中进行训练。

②从简单的单侧动作开始，逐步过渡到比较复杂的动作。

③可先做容易完成的大范围、快速的动作，熟练后再做小范围、缓慢动作的训练。

④上肢和手的协调训练应从动作的正确性、反应速度快慢、动作节律性等方面进行，下肢协调训练主要采用下肢各方向的运动和各种正确的行走步态训练。

⑤先睁眼练习后闭眼训练。

⑥两侧轻重不等的残疾者，先从轻侧开始；两侧残疾程度相同者，原则上先从右侧开始。

⑦每一动作重复 3～4 次。

3.物理因子

①经颅磁刺激治疗。

②脑循环仪治疗。

③经颅直流电治疗。

由治疗师治疗。

三、中医的认识

（一）典籍

眩晕最早见于《内经》，称之为"眩冒"。如《素问·至真要大论》云"诸风掉眩，皆属于肝"，指出眩晕与肝关系密切。《灵枢·卫气》提出"上虚则眩"，《灵枢·口问》云"上气不足，脑为之不满，耳为之苦鸣，头为之苦倾，目为之眩"，《灵枢·海论》指出"髓海不足，则脑转耳鸣"，认为眩晕以虚为主。汉代张仲景提出痰饮是眩晕发病的原因之一，用泽泻汤及小半夏加茯苓汤治疗。宋代严用和《重订严氏济生方·眩晕门》中指出"所谓眩晕者，眼花屋转，起则眩倒是也，由此观之，六淫外感，七情内伤，皆能导致"，首次提出外感六淫和七情内伤致眩说。元代朱丹溪强调"无痰不作眩"，《丹溪心法·头眩》记载："头眩，痰挟气虚并火，治痰为主，挟补气药及降火药。无痰不作眩，痰因火动，又有湿痰者，有火痰者。"明代张介宾认为眩晕的病因病机"虚者居其八九，而兼火兼痰者，不过十中一二耳"，强调"无虚不能作眩"。虞抟《医学正传·眩晕》提出"眩晕者，中风之渐也"，认识到本病与中风之间有一定内在联系。

（二）疗效评定

中医证候疗效评定如下。

1.临床痊愈

中医临床症状、体征消失或基本消失，证候积分减少≥95%。

2.显效

中医临床症状、体征明显改善，70%≤证候积分减少<95%。

3.有效

中医临床症状、体征均有好转,30%≤证候积分减少<70%。

4.无效

中医临床症状、体征均无明显改善,甚或加重,证候积分减少不足 30%。

注:证候积分＝〔(治疗前积分－治疗后积分)÷治疗前积分〕×100%

(三)中医康复治疗

治疗原则:辨证论治,通督化瘀。

1.针刺

(1)体针(毫针刺)

1)取穴

主穴:四神聪、风池^双、风府、至阳、命门、翳风。

配穴:天容、天牖、太阳、印堂。

2)辨证配穴

风痰上扰:加丰隆、内关。

阴虚阳亢:加太溪、肝俞。

痰瘀阻窍:加膈俞、脾俞。

气虚血瘀:加足三里、血海。

肝肾不足:加太溪、关元。

3)操作

四神聪:平刺,0.5～0.8 寸,针刺得气后以 180～200 次/分的频率捻转 2 min。

风池:针尖向对侧鼻尖方向缓慢刺 0.5～1.0 寸,施小幅度高频率捻转泻法 30 s。

风府：针尖向下颌方向缓慢刺 0.5～1.0 寸,施小幅度高频率捻转泻法 30 s。

至阳：斜刺 0.5～1.0 寸,施小幅度高频率捻转补法 30 s。

命门：直刺 0.5～1.0 寸,施小幅度高频率捻转补法 30 s。

翳风：直刺 0.5～1.0 寸,施小幅度高频率捻转补法 30 s。

印堂：提捏进针,从上向下平刺 0.3～0.5 寸,施小幅度高频率捻转泻法 30 s。

太阳：直刺或斜刺 0.3～0.5 寸,施小幅度高频率捻转补法 30 s。

天容：直刺 0.5～1.0 寸,施小幅度高频率捻转补法 30 s。

天牖：直刺 0.5～1.0 寸,施小幅度高频率捻转补法 30 s。

1 次/日,留针 30 min/次,6 次/周,间隔 1 日。2～3 周为 1 个疗程。

（2）头针

操作：取顶中线、枕下旁线。中等刺激,留针 20～30 min。

1 次/日,留针 30 min/次,6 次/周,间隔 1 日,2～3 周为 1 个疗程。

（3）耳穴压丸

取肾上腺、皮质下、枕、脑、神门、额、内耳,风阳上扰加肝、胆,痰浊上蒙加脾、缘中,气血不足加脾、胃,肝肾阴虚加肝、肾。每次取一侧 3～5 穴,毫针中等刺激,留针 20～30 min;还可用王不留行籽贴压,2 周为 1 个疗程。

2.灸法

（1）百会实按灸法

患者取俯坐位,再取一硬纸片置于百会穴处,将清艾条点燃并燃旺,放置于硬纸片上,下面正对百会穴,开始施灸,患者感到发烫后,将清艾条移开,然后继续施灸,若纸片烧焦后更换纸片,以头皮潮红为度。

(2)涌泉艾灸法

双侧涌泉穴温和灸,以局部皮肤潮红为度。1次/日,灸30~60 min/次,6次/周,间隔1日,2~3周为1个疗程。

3.拔罐

沿背部督脉和膀胱经第1、第2侧线从上往下依次闪罐,以局部皮肤潮红为度,1次/日,6次/周,间隔1日,2~3周为1个疗程。

4.推拿疗法

①患者坐位,施术者站患者背后。拿、点风池、风府3~5次,滚、揉颈部、肩部、两侧肩胛带3~5 min。

②以拇指推法在头部从前往后各沿着督脉、太阳、少阳推10~20次。然后五指微曲指尖叩击百会、四神聪3~5次。

③用拍击法从大椎到至阳,轻拍5~10次。1次/日,6次/周,间隔1日,2~3周为1个疗程。

5.中药

辨证使用中药汤剂。

(1)风痰上扰

治法:祛风化痰,健脾和胃。

方药:半夏白术天麻汤加减。

制半夏15 g   白 术20 g   天 麻10 g   茯 苓15 g

生 姜6 g   橘 红10 g   大 枣3枚

(2)阴虚阳亢

治法:滋养肝肾,潜阳息风。

方药:镇肝熄风汤加减。

怀牛膝 15 g　　　代赭石 30 g　　　生龙骨 20 g　　　生牡蛎 20 g

生龟板 20 g　　　生白芍 15 g　　　元　参 10 g　　　天　冬 15 g

川楝子 10 g　　　生麦芽 10 g　　　茵　陈 10 g　　　甘　草 6 g

(3)痰瘀阻窍

治法:活血化瘀,通窍活络。

方药:通窍活血汤合涤痰汤加减。

胆南星 10 g　　　半　夏 10 g　　　枳　实 10 g　　　茯　苓 15 g

陈　皮 10 g　　　石菖蒲 10 g　　　竹　茹 10 g　　　丹　参 20 g

赤　芍 10 g　　　川　芎 20 g　　　红　花 10 g　　　牛　膝 15 g

葱　白 10 g　　　生　姜 6 g

(4)气虚血瘀

治法:补益气血,健运脾胃。

方药:补阳还五汤+归脾汤。

人　参 10 g　　　黄　芪 30 g　　　当　归 20 g　　　炒白术 15 g

龙眼肉 10 g　　　茯　神 10 g　　　远　志 10 g　　　酸枣仁 20 g

木　香 10 g　　　川　芎 20 g　　　桃　仁 10 g　　　红　花 10 g

地　龙 10 g　　　炙甘草 6 g

(5)肝肾不足

治法:补肾填精,充养脑髓。

方药:左归丸加减。

熟地黄 30 g　　　山茱萸 15 g　　　山　药 15 g　　　枸杞子 15 g

菟丝子 10 g　　　牛　膝 10 g　　　龟　甲 30 g　　　鹿角胶 15 g

杜　仲 10 g　　　柏子仁 10 g　　　酸枣仁 20 g

以上中药水煎服 200 ml,1 日 1 剂,1 个月为 1 个疗程。

6.中成药

可辨证选用牛黄清心丸、脑心通胶囊、通心络胶囊、左归丸等。

7. 中药熏洗

以督脉背部熏洗为主,熏洗方如下。

艾　叶 25 g　　当　归 15 g　　路路通 20 g　　桂　枝 15 g
木　瓜 15 g　　威灵仙 15 g　　桑　枝 15 g　　红　花 15 g
羌　活 8 g　　独　活 15 g

上方中药交熏蒸室由专人负责熏蒸督脉,1 日 1 次,2～3 周为 1 个疗程。

8. 其他

(1)中医定向透药

定向透药仪治疗时电极片放在大椎穴两侧,刺激量以患者能忍受为度,1 次/日,6 次/周,间隔 1 日,2～3 周为 1 个疗程。

(2)TDP 照射

照百会和四神聪穴。1 次/日,30～60 min /次,6 次/周,间隔 1 日,2～3 周为 1 个疗程。

第七章　中风后消化功能障碍

一、概述

（一）概念

中风后消化不良是中风病常见的并发症,表现为餐后不适、饱胀、上腹痛、食欲不振、嗳气、恶心等,属于功能性消化不良的范畴。

（二）消化功能障碍的特点

中风除了导致直接的神经功能缺损症状外,还会引起众多并发症,消化不良即其常见的并发症之一。消化不良是一组以上腹部疼痛或不适、早饱感和餐后上腹饱胀为主的临床综合征,可伴嗳气、恶心或呕吐等。中风患者常常是年纪偏大者,有基础疾病、慢性胃肠道疾患,同时有的中风患者伴有吞咽功能障碍,可加重胃肠道疾病,影响消化功能。中风瘫痪严重、卧床时间长,同样影响消化功能。另外,中风为中枢神经的病变,病后神经支配功能常出现问题,会出现功能性消化不良（FD）,这又影响中风的恢复。流行病学调查显示中风后消化不良的发生率为 $20\%\sim40\%$,越来越引起业界的重视。

二、现代康复

中风的患者康复应尽早全面进行、全方位展开,包括消化功能的康复评定和治疗,以便尽快恢复患者的生理功能、个体日常活动及社会参与能力。

（一）康复评定

疗效指标

(1)消化不良症状分级量化表(表7-1、表7-2)

表7-1　主要症状轻重分级表

症状	无(0分)	轻(2分)	中(4分)	重(6分)
脘腹痞闷或胀痛	无	轻微胀满,时作时止,不影响工作、休息	胀满明显,可忍,影响工作休息	胀满难忍,持续不止,常需服药缓解
食少纳呆	无	每天进食乏味,食量较以前减少1/4	无食欲,食量较以前减少1/3	厌恶进食,较以前减少1/2

表7-2　次要症状轻重分级表

症状	无(0分)	轻(1分)	中(2分)	重(3分)
面色萎黄	无	面色少华	面色无华	面色萎黄
疲乏无力	无	肢体稍倦,可坚持轻体力工作	四肢乏力,勉强坚持日常活动	全身无力,终日不愿活动
嗳气	无	偶有	时有	频有
大便稀溏	无	大便不成形	每日2~3次便溏	每日4次以上,便溏稀

(2)尼平消化不良指数(NDI)

症状评分部分:请在表7-3中填写数字,以表示您在过去14天内胃部疾患的发生频率、程度及对您的影响。

表 7-3　症状评分表

在过去的 14 天内,您是否出现以下某些胃部问题?	症状出现的频率 0＝没有出现 1＝1～4 天 2＝5～8 天 3＝9～12 天 4＝每天或几乎每天	如果您有这些问题,通常其严重程度如何? 0＝没有出现 1＝非常轻微 2＝轻微 3＝中度 4＝严重 5＝非常严重	如果您有这些问题,其对您的生活影响程度如何? 0＝没有影响 1＝略有影响 2＝有中度影响 3＝有较大影响 4＝有极大影响
上腹部疼痛			
上腹部不适			
上腹部烧灼感			
胸部烧灼感(烧心)			
上腹部痉挛性疼痛			
胸部疼痛			
不能按规律进餐			
口中或喉中反酸或 　发苦			
餐后胀满或消化缓慢			
上腹部压迫感			
上腹部胀气			
恶心			
嗳气			
呕吐			
口臭			

生活质量评分部分:

1)在过去的 14 天里,您的胃部问题(请注意,这里指的是疼痛、不适或者其他的一些上腹部症状)影响到您的日常活动了吗?(　　)

①胃部问题不影响我的日常活动

②胃部问题分散了我在日常活动中的注意

③胃部问题妨碍了我的日常活动

④胃部问题使我必须卧床休息

2)在过去的14天里,您因为胃部问题得不到控制或治愈而感到不安或烦恼吗?（　　）

①根本没有(我的症状被完全控制或治愈)

②有点不安或烦恼

③比较不安或烦恼

④相当不安或烦恼

⑤非常不安或烦恼

3)在过去的14天里,您因为不知道是什么原因引起您的胃部问题而感到不安或烦恼吗?（　　）

①根本没有(我知道引起胃部问题的原因)

②有点不安或烦恼

③比较不安或烦恼

④相当不安或烦恼

⑤非常不安或烦恼

下面的问题中,饮料包括了非酒精性饮料(如软饮料、果汁、牛奶、水、茶、咖啡等)和酒精性饮料(如葡萄酒、啤酒、白酒等),请您回答问题时把这些饮料都考虑在内。

4)在过去的14天里,胃部问题影响了您的饮食(包括时间、种类和数量)吗?（　　）

①根本没有影响

②有点影响

③有中度影响

④有较大影响

⑤有极大影响

5)在过去的14天里,胃部问题改变了您的饮食吗?（　　）

①没有改变

②有点改变

③中度改变

④改变很大

⑤改变极大

6)在过去的 14 天里,胃部问题影响了您饮食的乐趣(包括胃口和饮食后的感觉)吗?(　　)

①根本没有影响

②有点影响

③有中度影响

④有较大影响

⑤有极大影响

7)在过去的 14 天里,胃部问题影响了您的睡眠吗?(　　)

①根本没有影响

②有点影响

③有中度影响

④有较大影响

⑤有极大影响

8)在过去的 14 天里,胃部问题影响了您的睡眠质量吗?(　　)

①根本没有影响

②有点影响

③有中度影响

④有较大影响

⑤有极大影响

9)在过去的 14 天里,胃部问题影响了您的工作或学习能力吗?(　　)

①根本没有影响

②有点影响

③有中度影响

④有较大影响

⑤有极大影响

10)在过去的 14 天里,胃部问题影响了您工作和学习的乐趣吗?(　　)

①根本没有影响

②有点影响

③有中度影响

④有较大影响

⑤有极大影响

11)在过去的 14 天里,除工作和学习之外,胃部问题影响到了您完成日常活动(如家务劳动、庭院工作或者其他必需的日常活动)的能力吗?(　　)

①根本没有影响

②有点影响

③有中度影响

④有较大影响

⑤有极大影响

12)在过去的 14 天里,胃部问题影响到您对工作和学习之外的日常活动(如家务劳动、庭院工作或其他必需的日常活动)的兴趣吗?(　　)

①根本没有影响

②有点影响

③有中度影响

④有较大影响

⑤有极大影响

13)在过去的 14 天里,胃部问题影响了您参加社交或朋友聚会时的乐趣吗?(　　)

①根本没有影响

②有点影响

③有中度影响

④有较大影响

⑤有极大影响

14)在过去的 14 天里,胃部问题影响您参加日常休闲活动(如文娱活动、外出、业余爱好、体育运动)吗?(　　)

①根本没有影响

②有点影响

③有中度影响

④有较大影响

⑤有极大影响

15)在过去的 14 天里,胃部问题影响您参加日常休闲活动(如娱乐活动、外出、业余爱好、体育运动)的乐趣吗?(　　)

①根本没有影响

②有点影响

③有中度影响

④有较大影响

⑤有极大影响

16)在过去的 14 天里,胃部问题影响您的情绪吗?(　　)

①根本没有影响

②有点影响

③有中度影响

④有较大影响

⑤有极大影响

17)在过去的 14 天里,胃部问题使您焦虑、神经质或担忧吗?( )

①没有焦虑、神经质或担忧

②有点焦虑、神经质或担忧

③有中度焦虑、神经质或担忧

④很焦虑、神经质或担忧

⑤极度焦虑、神经质或担忧

18)在过去的 14 天里,胃部问题使您感到抑郁、沮丧或悲伤吗?( )

①没有抑郁、沮丧或悲伤

②有点抑郁、沮丧或悲伤

③有中度抑郁、沮丧或悲伤

④很抑郁、沮丧或悲伤

⑤极度抑郁、沮丧或悲伤

19)在过去的 14 天里,胃部问题使您感到急躁、紧张、失落吗?( )

①没有急躁、紧张、失落

②有点急躁、紧张、失落

③有中度急躁、紧张、失落

④很急躁、紧张、失落

⑤极度急躁、紧张或失落

20)在过去的 14 天里,胃部问题使您感到无助、缺乏激情或动力吗?( )

①没有无助、缺乏激情或动力

②有点无助、缺乏激情或动力

③有中度无助、缺乏激情或动力

④很无助、缺乏激情或动力

⑤极度无助、缺乏激情或动力

21)在过去的 14 天里,胃部问题使您难以思考或集中注意力吗?(　　)

①完全没有

②有点儿

③中度

④相当

⑤极大

22)在过去的 14 天里,您担心过胃部问题可能是由一种非常严重的疾病(如癌症、心脏病)引起的吗?(　　　)

①从来没有担心过

②很少有这样的担心

③有时候有这样的担心

④经常有这样的担心

⑤总是有这样的担心

23)在过去的 14 天里,您担心胃部问题可能是否会一直存在吗?(　　)

①从来没有担心过

②很少有这样的担心

③有时候有这样的担心

④经常有这样的担心

⑤总是有这样的担心

24)在过去的 14 天里,您感到疲倦、虚弱或精力不足吗?(　　　)

①没有疲倦、虚弱或精力不足

②有点疲倦、虚弱或精力不足

③有中度疲倦、虚弱或精力不足

④很疲倦、虚弱或精力不足

⑤极度疲倦、虚弱或精力不足

25)在过去的 14 天里,胃部问题影响到了您的整体健康水平吗?(　　　)

①根本没有影响

②有点影响

③有中度影响

④有较大影响

⑤有极大影响

症状评分指南:分值＝频率计分＋强度计分＋影响度计分,得分越高其症状越重。

生活质量评分:本部分共 25 个条目,分成 4 个领域,其中第 1、第 9、第 10、第 11、第 12、第 13、第 14、第 15、第 16、第 19、第 20、第 21、第 25 共 13 个条目代表干扰领域,第 2、第 3、第 17、第 18、第 22、第 23、第 24 共 7 个条目代表控制领域,第 4、第 5、第 6 共 3 个条目代表食物饮料领域,第 7、第 8 共 2 个条目代表睡眠打扰领域。

得分转换:首先将各个条目的原始分相加为 S,最小总得分为 M(每个条目最小可能得分的总和),总得分的最大范围为 R。则转换后的总得分＝$100-\{[(S-M)/R]\times100\}$。也可按此法算出各个维度的得分,例如在睡眠打扰领域即第 7、第 8 个条目得分分别为 4、4,则转换后的睡眠打扰领域得分＝$100-\{[(4+4-2)/10]\times100\}=40$。

疗效指数＝(治疗前积分－治疗后积分)/治疗前积分$\times100\%$

①临床痊愈:主要症状、体征消失或基本消失,疗效指数≥95%。

②显效:主要症状、体征明显改善,70%≤疗效指数<95%。

③有效:主要症状、体征明显好转,30%≤疗效指数<70%。

④无效:主要症状、体征无明显改善,甚或加重,疗效指

数<30%。

（二）康复治疗

应积极治疗胃肠道疾患。如有吞咽功能障碍,参照前文吞咽功能障碍的康复治疗的相关内容。并积极康复治疗运动功能障碍。中风后消化功能障碍康复治疗主要方法如下。

1. 物理因子

（1）超短波疗法

患者取卧位,采用大功率超短波治疗仪,用中号板状电极,置于上腹部和背部相应脊髓节段,距离 3～4 cm,剂量Ⅱ～Ⅲ级,每次 10～15 min,每日 1 次,6 次为 1 个疗程。

（2）中频电疗法

将电极置于上腹部,强度以患者能忍受为度,每次 20 min,每日 1 次,6 次为 1 个疗程。

（3）微波疗法

患者取卧位,采用微波治疗仪,用圆形辐射器置于上腹部,距离 10～12 cm,剂量Ⅱ级,10～15 min,每日 1 次,6 次为 1 个疗程。

（4）直流电离子导入

患者取卧位,采用中医定向治疗仪,中药离子电极片阳极置于胃区,阴极置于背部的相应节段,电量 10～20 mA,10～15 min,每日 1 次,6 次为 1 个疗程。

（5）磁振热疗法

患者取卧位,采用磁振热治疗仪,电极片上下并排置于上腹部,刺激量以患者能耐受为度,15～20 min,每日 1 次,6 次为 1 个疗程。

2. 呼吸训练

腹式呼吸,吸气时腹部鼓起,呼气时腹部凹下,每分钟 20 次,连续 10 min 为 1 组,每日进行 3 组。

3.其他

(1)心理干预

进行心理疏导,消除患者心理障碍。

(2)西药治疗

在治疗中风的基础上,患者改善生活方式、调整饮食结构和习惯、戒烟戒酒、调整情绪、避免过度劳累等,然后选用以下治疗措施。

①抗酸剂和制酸剂:奥美拉唑、雷贝拉唑、铝碳酸镁等。

②促动力药物:甲氧氯普胺、多潘立酮、莫沙必利、伊托必利等。

③抗幽门螺杆菌:有幽门螺杆菌感染者,根据病情采用三联或四联疗法。

④胃黏膜保护剂。

⑤精神心理调整:抗抑郁药物。

三、中医的认识

(一)典籍

消化不良,中医上可归属"胃痛""吐酸""痞满"的范畴。痞满,指以自觉心下痞塞、满闷,按之软而不痛、外无胀形为主症的疾病,又称"胃痞""痞塞"。病名首见于《伤寒论》"满而不痛者,此为痞",指出痞满的主要症状。《针灸大成·中风论》曰:"其中五脏六腑形症各有名,先须察其源……胃中之状,饮食不下,痰涎上壅,其色淡黄,名曰食后中。"认为中风可引起饮食不下、纳少等症状。其病位在胃脘,与肝脾肾密切相关,基本病机概括为肝肾阴虚、脾胃不和。肝主疏泄,具有辅助脾胃之气升降、畅达全身气机的功能。肝阴虚则失疏泄,影响脾土,导致脾失健运,出现腹胀、腹痛、嗳气等症。肝主藏血,化生和涵养肝气,二者相辅相成。若肝阴不足,肝阳上亢,致肝木乘土,肝脾不和,可见纳少、恶心、反酸、心情不畅等。肾主封藏,为生命之本原,肾阴肾阳及肾气推动和资助水谷之精不断化生,以输布全身,营养脏腑,肾精也依赖脾胃所化生的后天之精不断充养,二者相互为用。肝肾之阴虚,肝失疏泄,肾失推动,脾之清阳不升,胃之浊阴不降,中焦气机阻滞,而见消化不良的症状。《临证指南医案》云:"脾宜升则健,胃宜降则和。"故在"醒脑开窍法"的基础上配合芒针深刺,以健脾和胃、滋补肝肾,标本同治。

(二)疗效评定

中医证候疗效评定如下。

1. 临床痊愈

中医临床症状、体征消失或基本消失,证候积分减少≥95%。

2. 显效

中医临床症状、体征明显改善,70%≤证候积分减少<95%。

3. 有效

中医临床症状、体征均有好转,30%≤证候积分减少<70%。

4. 无效

中医临床症状、体征均无明显改善,甚或加重,证候积分减少不足30%。

注:证候积分=［(治疗前积分-治疗后积分)÷治疗前积分］×100%

(三)中医康复治疗

治疗原则:辨证论治,调理脾胃。

1. 针刺

(1)体针(毫针)

1)取穴

主穴:天枢、中脘、脾俞、胃俞。

配穴:内关、公孙。

2)辨证配穴

饮食内停:加梁门、建里。

痰湿中阻:加丰隆。

湿热中阻:加曲池、内庭。

肝胃不和:太冲、合谷。

脾胃虚弱:加阴陵泉、梁丘、气海。

胃阴不足:加足三里、陷谷、三阴交。

3)操作

天枢用平补平泻法,有针感即可。中脘、脾俞、胃俞补虚泻实;内关、公孙平补平泻。辨证配穴补虚泻实。1 次/日,留针 30 min/次,6 次/周,间隔 1 日,2~3 周为 1 个疗程。

(2)耳穴压丸疗法

取胃、十二指肠、脾、肝、神门、交感耳穴用王不留行籽贴压,每日压 3~5 次,每次 3~5 下/穴,1 次/2 日,2~3 周为 1 个疗程。

(3)穴位敷贴疗法

取神阙、中脘、足三里、脾俞、胃俞,以一元硬币大小、厚 2~4 mm 的生姜片贴于穴位上,用输液胶布固定,30 min/次,1 次/2 日,2~3 周为 1 个疗程。

2.灸法

温和灸中脘,1 次/日,灸 30~60 min/次,6 次/周,间隔 1 日,2~3 周为 1 个疗程。

3.拔罐疗法

可选择上脘、中脘、下脘、神阙、天枢、梁门行闪罐疗法,1 次/日,以局部发红为度,6 次/周,间隔 1 日,2~3 周为 1 个疗程。

4. 推拿疗法

①患者仰卧位,治疗师分别按揉足三里、内关、公孙、中脘各 3 min。

②患者仰卧位,治疗师沿着结肠的循行方向顺时针摸腹 36 次,然后顺时针方向摸上腹部 36 次。

③患者仰卧位,治疗师用振腹手法,在上腹部施术 3～5 min。

④患者俯卧位,治疗师分别按揉脾俞、胃俞、大肠俞各 3～5 min,然后用沿膀胱经第一、第二侧线直推法从上到下推 3～5 次。

5. 中药

辨证使用中药汤剂。

(1)饮食内停

治法:消食和胃,行气消痞。

方药:保和丸加减。

神　曲 15 g	山　楂 15 g	半　夏 10 g	陈　皮 10 g
连　翘 10 g	茯　苓 15 g	莱菔子 10 g	麦　芽 15 g

(2)痰湿中阻

治法:除湿化痰,理气和中。

方药:平胃散合二陈汤加减。

苍　术 20 g	厚　朴 10 g	陈　皮 10 g	甘　草 6 g
茯　苓 20 g	半　夏 9 g		

(3)湿热中阻

治法:清热化湿,和胃消痞。

方药:泻心汤合连朴饮加减。

大　黄 5 g	黄　连 6 g	黄　芩 10 g	厚　朴 10 g
川黄连 10 g	菖　蒲 15 g	半　夏 9 g	豆　豉 10 g
栀　子 10 g			

(4)肝胃不和

治法:疏肝解郁,和胃消痞。

方药:越鞠丸合枳术丸加减。

香　附10 g　　川　芎15 g　　苍　术20 g　　神　曲10 g
栀　子10 g　　枳　实10 g　　白　术20 g

(5)脾胃虚弱

治法:益气健脾,升清降浊。

方药:补中益气汤加减。

升　麻10 g　　柴　胡12 g　　白　术20 g　　当　归20 g
黄　芩10 g　　陈　皮10 g　　甘　草6 g

(6)胃阴不足

治法:养阴益胃,调中消痞。

方药:益胃汤加减。

沙　参20 g　　麦　冬15 g　　生　地20 g　　玉　竹10
甘　草6 g

以上中药水煎服200 ml,1日1剂,1个月为1个疗程。

6.中成药

以上证型,选择相应的中成药。

7.中药外熨

组成:

麦　麸20 g　　葱　白30 g　　生　姜30 g　　食　盐15 g
白　酒30 ml　　食　醋15 ml

混匀,放锅内炒热,布包,趁热熨上腹部。30～40 min/次,1
次/日,6次/周,间隔1日,2～3周为1个疗程。适用于虚寒证者。

8.其他

TDP照腹部,与腹部的距离为30 cm,30～40 min/次,1次/
日,6次/周,间隔1日,2～3周为1个疗程。

第八章　中风后抑郁

一、概述

（一）概念

中风后抑郁（post-stroke depression，PSD）是指中风发生后患者除神经功能缺损外，同时还出现情绪低落、自责自罪、兴趣减退等一系列抑郁症状，是中风后常见且可治疗的并发症之一，如未及时发现和治疗，将影响中风后患者神经功能的恢复和回归社会的能力。最近的流行病学资料显示，PSD 在中风后 5 年内的综合发病率为 31%。PSD 可以发生在中风后急性期、中期和恢复期，为抑郁的一种特殊类型，目前尚没有明确的诊断标准。国际精神疾病分类第 10 版（ICD－10）把 PSD 归入"器质性精神障碍"，美国精神障碍诊断和统计手册第 5 版（DSM-V）把其归入"由于其他躯体疾病所致抑郁障碍"，中国精神障碍分类及诊断标准（CCMD-3）把其归入"脑血管病所致精神障碍"。

（二）抑郁的临床表现和特点

中风后抑郁症的临床表现多种多样，一般分为核心症状和非核心症状。其发生与左额叶接近额极的区域或左基底节损害有明显关联。

1. PSD 的核心症状

①部分时间内总是感到不开心、闷闷不乐,甚至痛苦。

②兴趣及愉快感减退或丧失,对平时所爱好、有兴趣的活动或事情不能像以往一样愿意去做并从中获得愉悦。

③易疲劳或精力减退,每天大部分时间都感到生活枯燥无意义,感到度日如年;经常想到活在世上没有什么意义,甚至生不如死;严重者有自杀的倾向。

2. PSD 的非核心症状

①生理症状,如体重减轻、入睡困难、眠浅多梦、易惊醒和早醒、不明原因疼痛、食欲减退或亢进、性欲减退等。

②可伴紧张不安、焦虑和运动性激越等。

③其他症状,如犹豫不决、自我评价降低、自责、自罪、无价值感、自杀和自伤、注意力下降。

3. PSD 的其他临床特点

①患者一般并不主动叙述或掩饰自己情绪的不良体验,而多以失眠、疼痛、消化道症状、流泪、遗忘等躯体症状为主诉。

②有些表现为依从性差,导致中风症状加重或经久不愈。

③由于 PSD 患者常伴随一定的认知功能损害,可表现为执行功能减退、记忆力下降、注意力不集中等。

④PSD 患者的抑郁症状多为轻、中度,常伴发焦虑或躯体化症状。

二、现代康复

(一)康复评定

1. 自评

目前最常采用的是 Zung 抑郁自评量表(SDS),该量表为

Zung 于 1965 年编制。

请根据您近一周的感觉来进行评分,数字的顺序依次为无、有时、经常、持续。

1. 我感到情绪沮丧,郁闷。(1　2　3　4)

2. 我感到早晨心情最好。(4　3　2　1)

3. 我要哭或想哭。(1　2　3　4)

4. 我夜间睡眠不好。(1　2　3　4)

5. 我吃饭像平时一样多。(4　3　2　1)

6. 我的性功能正常。(4　3　2　1)

7. 我感到体重减轻。(1　2　3　4)

8. 我为便秘烦恼。(1　2　3　4)

9. 我的心跳比平时快。(1　2　3　4)

10. 我无故感到疲劳。(1　2　3　4)

11. 我的头脑像往常一样清楚。(4　3　2　1)

12. 我做事情像平时一样不感到困难。(4　3　2　1)

13. 我坐卧不安,难以保持平静。(1　2　3　4)

14. 我对未来感到有希望。(4　3　2　1)

15. 我比平时更容易激怒。(1　2　3　4)

16. 我觉得决定什么事很容易。(4　3　2　1)

17. 我感到自己是有用的和不可缺少的人。(4　3　2　1)

18. 我的生活很有意义。(4　3　2　1)

19. 假若我死了别人会过得更好。(1　2　3　4)

20. 我仍旧喜爱自己平时喜爱的东西。(4　3　2　1)

结果分析:指标为总分。将 20 个条目的得分相加,即得粗分。标准分等于粗分乘以 1.25 后的整数部分。总粗分的正常上限为 41 分,标准总分为 53 分。

抑郁严重度=各条目累计分/80

中风病功能障碍的康复治疗

结果：抑郁严重度为 0.5 以下者为无抑郁,0.5～0.59 为轻微至轻度抑郁,0.6～0.69 为中度至重度抑郁,0.7 以上为重度抑郁。仅做参考。

此评定量表不仅可以帮助诊断是否有抑郁症状,还可以判定抑郁程度的轻重。因此,一方面可以用来作为辅助诊断的工具,另一方面也可以用来观察在治疗过程中抑郁的病情变化,用来作为疗效的评定指标。但是,此评定量表不能用来判断抑郁的性质,所以不是抑郁症的病因及疾病诊断分类用表。

2. 他评

常用的评定量表为 HAMD 抑郁量表(表 8－1),另外还有蒙哥马利抑郁评定量表、抑郁症状问卷和 Raskin 量表等。

表 8－1　HAMD 抑郁量表

序号	项目	评分标准	无	轻度	中度	重度	极重度
1	抑郁情绪	0：未出现 1：只在问到时才诉述 2：在访谈中自发地描述 3：不用言语也可以从表情、姿势或声音中流露出这种情绪 4：患者的自发言语和非语言表达(表情、动作)几乎完全表现为这种情绪	0	1	2	3	4
2	有罪感	0：未出现 1：责备自己,感到自己连累他人 2：认为自己犯了罪,或反复思考以往的过失和错误 3：认为疾病是对自己错误的惩罚,或有罪恶妄想 4：罪恶妄想伴有指责或威胁性幻想	0	1	2	3	4

序号	项目	评分标准	分数				
			无	轻度	中度	重度	极重度
3	自杀	0：未出现 1：觉得活着没有意义 2：希望自己已经死去，或常想与死亡有关的事 3：消极观念（自杀念头） 4：有严重自杀行为	0	1	2	3	4
4	入睡困难	0：入睡无困难 1：主诉入睡困难，上床半小时后仍不能入睡（要注意平时患者入睡的时间） 2：主诉每晚均有入睡困难	0	1	2		
5	睡眠不深	0：未出现 1：睡眠浅多噩梦 2：半夜（晚12点以前）曾醒来（不包括上厕所）	0	1	2		
6	早醒	0：未出现 1：有早醒，比平时早醒1 h，但能重新入睡 2：早醒后无法重新入睡	0	1	2		
7	工作和兴趣	0：未出现 1：提问时才诉说 2：自发地直接或间接表达对活动、工作或学习失去兴趣，如感到没精打采，犹豫不决，不能坚持或需强迫自己去工作或劳动 3：病室劳动或娱乐不满3 h 4：因疾病而停止工作，住院患者不参加任何活动或没有他人帮助便不能完成病室日常事务	0	1	2	3	4

中风病功能障碍的康复治疗

序号	项目	评分标准	分数				
			无	轻度	中度	重度	极重度
8	迟缓	0:思维和语言正常 1:精神检查中发现轻度迟缓 2:精神检查中发现明显迟缓 3:精神检查进行困难 4:完全不能回答问题(木僵)	0	1	2	3	4
9	激越	0:未出现异常 1:检查时有些心神不定 2:明显心神不定或小动作多 3:不能静坐,检查中曾起立 4:搓手、咬手指、咬头发、咬嘴唇	0	1	2	3	4
10	精神焦虑	0:无异常 1:问及时诉说 2:自发地表达 3:表情和言谈流露出明显忧虑 4:明显惊恐	0	1	2	3	4
11	躯体性焦虑	指焦虑的生理症状,包括口干、腹胀、腹泻、打呃、腹绞痛、心悸、头痛、过度换气和叹息,以及尿频和出汗等 0:未出现 1:轻度 2:中度,有肯定的上述症状 3:重度,上述症状严重,影响生活或需要处理 4:严重影响生活和活动	0	1	2	3	4
12	胃肠道症状	0:未出现 1:食欲减退,但不需他人鼓励便自行进食 2:进食需他人催促或请求和需要应用泻药或助消化药	0	1	2		

序号	项目	评分标准	分数				
			无	轻度	中度	重度	极重度
13	全身症状	0：未出现 1：四肢、背部或颈部沉重感，背痛、头痛、肌肉疼痛、全身乏力或疲倦 2：症状明显 指性欲减退、月经紊乱等	0	1	2		
14	性症状	0：无异常 1：轻度 2：重度 不能肯定，或该项对被评者不适合（不计入总分）	0	1	2		
15	疑病	0：未出现 1：对身体过分关注 2：反复考虑健康问题 3：有疑病妄想，并常因疑病而去就诊 4：伴幻觉的疑病妄想	0	1	2	3	4
16	体重减轻	按 A 或 B 评定 A. 按病史评定 0：不减轻 1：患者自述可能有体重减轻 2：肯定体重减轻 B. 按体重记录评定 0：一周内体重减轻 0.5 kg 以内 1：一周内体重减轻超过 0.5 kg 2：一周内体重减轻超过 1 kg	0	1	2		
17	自知力	0：知道自己有病，表现为忧郁 1：知道自己有病，但归咎伙食太差、环境问题、工作过忙、病毒感染或需要休息 2：完全否认有病	0	1	2	3	4
总分							

评分标准:总分<7分为正常,总分为7～17分可能有抑郁症,总分为17～24分肯定有抑郁症,总分>24分为严重抑郁症。

临床诊断:　　　　评分人员:　　　　评分日期:

3.日常生活活动能力评定

可用改良 Barthel 指数量表(见运动功能的评定内容)。

(二)康复治疗

PSD 既与中风后脑损害及伴随的认知损害、功能残疾、生活质量下降等有关,又与既往情感障碍病史、人格特征、应对方式、社会支持等社会心理因素有关,因此,应综合运用心理治疗、药物治疗和康复训练等多种治疗手段,以期达到最佳的治疗效果。在参照循证医学证据的同时,充分遵循个体化治疗的原则并考虑风险因素及患者及其家属意愿等,选择治疗手段及治疗药物。

PSD 患者如出现以下情况之一,建议请精神科医师会诊或转诊精神科治疗:重度 PSD;伴有自杀风险[自杀想法和(或)自杀行为];治疗效果不明显,如复发性抑郁、难治性抑郁或抑郁症状迁延难治等;伴有精神病性症状。

1.药物干预

服用抗抑郁药物是临床上治疗中风后抑郁最常用的治疗方法。常用药物主要有三环类抗抑郁药、四环类抗抑郁药、选择性五羟色胺再摄取抑制剂、选择性五羟色胺和去甲肾上腺素双通道再摄取抑制剂等。

2.心理干预

PSD 患者的心理治疗应该首先取得家属的支持与认可。一方面,患者家属对患者的心理状态是最清楚的,经常与患者家属沟通,不仅可以更全面、更准确地发现患者的心理问题,而且还能争取他们对心理工作的支持和理解。另一方面,家属的充分支持和信任能够在日常生活中无形地影响到患者对于治疗疾病的信心，应注意改善和寻求患者家属和周围人对患者心理上的支持，帮助其相互之间有效沟通和交流。

心理治疗和抗抑郁剂联合应用比单独使用其中一种的效果要好。

3.认知疗法

患者被确诊为中风后抑郁，应积极进行认知功能训练，包括记忆训练、注意力和集中力训练、心理疏导，使患者对该病有一定的认识和了解，并建立一定的信心，同时医生与患者应建立良好的医患关系。

认知疗法对中风后抑郁也有较好的疗效，多数研究认为，其治疗效果与抗抑郁剂相当，且不良反应小，预后较好，尤其适合拒绝服用精神类药物的患者。

4.运动训练

在积极治疗的同时，应尽早全面进行康复训练，开展躯体运动疗法，作业疗法，平衡、步态等训练。在改善运动功能的同时也改善了患者的抑郁状态。

三、中医的认识

（一）典籍

中医对于本病病因病机的认识，《丹溪心法·六郁》中有"气血冲和，万病莫生，一有怫郁，诸病生焉。故人身诸病，多生于郁"之说，认为本病的起因是情志内伤、肝气都结。故而，提出本病的发病和传变规律是初病在气，久病及血，累及五脏。正如《类证治裁·郁症》所言："七情内起之郁，始而伤气，继降及血，终乃成劳。"

发病之初,尚在气分,主要表现为精神抑郁、情绪不安、失眠多梦、胸胁不舒等精神症状和气机郁滞的症状。在此阶段若失治误治,病情进一步发展,进而影响血分。气滞则无力推动血液运行,久则导致血瘀,而瘀血又进一步阻滞了气机的运行。两者相互作用和影响,形成恶性循环。随着疾病的进展,病情逐步累及五脏。病初则在肝,继则累及心、脾、胃、肾等脏腑,故出现多脏腑的症状,多脏腑症状互见、虚实夹杂,是本病的治疗难点。《灵枢·口问》云:"心者,五藏六府之主也……故悲哀愁忧则心动,心动则五脏六腑皆摇。"

(二)疗效评定

中医证候疗效评定如下。

1. 临床痊愈

中医临床症状、体征消失或基本消失,证候积分减少≥95%。

2. 显效

中医临床症状、体征明显改善,70%≤证候积分减少<95%。

3. 有效

中医临床症状、体征均有好转,30%≤证候积分减少<70%。

4. 无效

中医临床症状、体征均无明显改善,甚或加重,证候积分减少不足30%。

注:证候积分=[(治疗前积分-治疗后积分)÷治疗前积分]×100%。

(三)中医康复治疗

治疗原则:辨证论治,疏肝解郁。

1. 针灸

（1）体针（毫针刺）

1）取穴

主穴：百会、人中、内关、心俞、肝俞。

配穴：神门、合谷、太冲。

2）辨证配穴

心脾两虚：足三里、心俞、脾俞、中脘、三阴交。

痰瘀互结：丰隆、脾俞、胃俞、阴陵泉、膈俞。

肝郁化火：行间、期门、膻中、曲池、内庭。

肝肾亏虚：肾俞、太溪、三阴交。

3）操作

用 30 号针，针刺得气后采用捻转针法，有针感即可。其中人中、内关施以稍重刺激，1 次/日，留针 30 min/次，6 次/周，间隔 1 日，2～3 周为 1 个疗程。

（2）头皮针

1）取穴

顶颞前斜线（运动区）、顶颞后斜线（感觉区）、顶前线（语言区）。

2）操作

各穴位常规消毒后，以 25 号毫针，平刺法，采用捻转针法，频率为 200 次/min，1 次/日，留针 30 min/次，6 次/周，间隔 1 日，2～3 周为 1 个疗程。

（3）穴位注射

选穴：足三里、阴陵泉。

选药：胞二磷胆碱钠注射液、当归注射液、维生素 B_{12} 注射液等。

操作:所选穴位常规消毒后,用无痛快速进针法将注射器针头刺入皮下组织,缓慢推进或上下提插,得气后,回抽无血。将药物注入,注射量 1～2 ml/次,1 周注射 2 次。

2.灸法

(1)温和灸

患者平卧于床上,对百会、神阙定位后,将点燃的艾条放在离穴位 2～5 cm 处,利用腕部的力量旋转艾炷进行施灸,以皮肤有温热感而偏烫但不难受为度。施灸时随时观察灸处皮肤的颜色。1 次/日,灸 30～60 min/次,6 次/周,间隔 1 日,2～3 周为 1 个疗程。

(2)隔姜灸

取背俞穴的心俞、肝俞、脾俞、肾俞采用隔姜灸。

将鲜生姜切成 2～3 cm² 大小、厚 4～5 mm 的薄片,在其中央用牙签或针具刺透许多小孔,患者俯卧位于床上,定穴后,贴于穴位上,点燃直径 2 cm、高 1.5 cm 的艾炷置于姜片上,以皮肤有温热感而偏烫但不难受为度。灸 5 壮/次,1 次/日,6 次/周,间隔 1 日,2～3 周为 1 个疗程。

3.拔罐

选用 4 号玻璃火罐,取背腰部督脉、足太阳膀胱经及背俞穴(心俞、肝俞、肺俞、脾俞、膈俞)。患者取俯卧位,肩部放平。先在背俞穴皮肤表面用闪火法把罐吸拔在穴位处,留罐 5～10 min,1 次/日,6 次/周。拔罐期间,注意观察患者皮肤颜色变化。

4.推拿

(1)头面部推拿

患者仰卧位,闭目,放松,集中注意力配合治疗。操作者位于患者头顶侧,首先以双手拇指在印堂施叠按法(或一指按法)数次;

之后从印堂至神庭用双手拇指交替快速直推,往返 10 次;随后分推前额部数次;再由印堂经两侧眉上额部至太阳,采用分推法约 10 次,与此同时点按攒竹、鱼腰、丝竹空、太阳,力度以患者感到舒适为宜;然后沿督脉循行路线,以双手拇指指腹自印堂至百会进行推揉法治疗,推揉的同时配合点按印堂、神庭、上星、百会、四神聪;紧接着从百会至角孙向两侧分推,反复操作数次;然后从头顶开始施以拿五经手法,并配合点按风池、风府;轻轻用十指尖叩击头部数次。

(2)背部推拿

患者俯卧,操作者立于一侧,以拇指和示指、中指相对用力,提拿肩井;以中指指腹紧贴大椎,示指、无名指分别置于两侧夹脊,沿脊柱由大椎推至骶嵴;以两手拇指分别置于背部大杼两旁,余指分置两侧,拇指自内向外下方,沿背部肋间隙的方向分推到两侧腋中线止,自上向下依次推到骶部,操作两遍;两手沿脊柱两旁,由下而上连续地挟提肌肤,边捏边向前推进,自尾骶部开始,一直捏到大椎,也可延至风府;沿督脉与膀胱经由上至下直推督脉和两侧膀胱经。

以上推拿治疗,1 次/日,6 次/周,间隔 1 日,2～3 周为 1 个疗程。

5.中药

辨证使用中药汤剂。

(1)心脾两虚

治法:补益气血,养心健脾。

方药:归脾汤加减。

| 黄　芪20 g | 党　参15 g | 茯　苓12 g | 白　术15 g |
| 龙眼肉20 g | 酸枣仁20 g | 怀山药15 g | 建　曲10 g |

木　香 10 g　　远　志 10 g　　大　枣 5 枚

（2）痰瘀互结

治法：活血化瘀，化痰通络。

方药：二陈汤合通窍活血汤加减。

茯　苓 15 g　　陈　皮 12 g　　半　夏 10 g　　大　枣 15 枚
桃　仁 10 g　　红　花 10 g　　赤　芍 10 g　　菖　蒲 15 g
川　芎 10 g　　甘　草 6 g

（3）气郁化火

治法：疏肝解郁，清肝泻火。

方药：丹栀逍遥散加减。

牡丹皮 10 g　　栀　子 10 g　　黄　芩 10 g　　柴　胡 10 g
郁　金 10 g　　薄　荷 6 g　　陈　皮 10 g　　白　芍 15 g
茯　苓 15 g　　大　枣 4 枚

（4）肝肾亏虚

治法：补肝益肾，滋阴降火。

方药：杞菊地黄丸加减。

枸　杞 20 g　　熟　地 15 g　　怀山药 12 g　　山茱萸 10 g
茯　苓 15 g　　五味子 20 g　　泽　泻 10 g　　菊　花 10 g
大　枣 5 枚

以上中药水煎服 200 ml，1 日 1 剂，1 个月为 1 个疗程。

6. 中成药

每个证型基础方皆有成药，选择运用。

7. 熏蒸

抑郁症患者不宜中药熏蒸，参照其他功能障碍熏蒸。

8. 其他

有条件者练习健身气功六字诀或八段锦。

第九章　中风后认知功能障碍

一、概述

（一）概念

认知是人们从周围世界获得知识及使用知识的过程，主要涉及注意、学习、记忆、信息加工与整理、抽象思维和判断、目标行为的制定与执行等一系列随意、心理和社会行为。实际上认知是大脑为解决问题而摄取、储存、重整和处理信息的基本功能。当这些基本功能因中风而出现异常，则称之为中风后认知功能障碍。

（二）认知功能障碍的特点

中风后的认知功能障碍是以部分性障碍为主，其特点以记忆力减退为核心症状，一般近记忆力先出现缺失。但最新研究发现，中风急性期认知功能的损害以执行功能的损害最为常见，这可能与中风后认知功能障碍主要与大脑额叶和颞叶及海马的功能受损相关。

二、现代康复

（一）康复评定

1.认知功能评定

包括简易精神状态检查量表（minimental status examination，MMSE）、认知成套测试、蒙特利尔认知评估量表 MOCA 等。

（1）记忆功能评定

记忆是人们对过去所经历的事物的一种反应，是过去感知和经历过的事物在大脑中留下的痕迹，也是人脑的基本认知功能之一。中风所致的脑损伤可影响记忆功能。评定的量表有单项记忆测验和成套记忆测验。目前最常用的是中国版韦克斯勒记忆量表（WMS），是成套记忆测试，适用于 7 岁以上的儿童和成人。

（2）精神状态检查表

MMSE 是当前国际上最具影响的检测之一。我国专家对某些项目已做了修正，是临床上建立认知功能损害的诊断依据。详见表 9-1。

表 9-1　简易精神状态检查量表（MMSE 修订版）

项目	分数	
今年是哪一年？	1	0
现在是一年中的哪个季节？	1	0
现在是几月份？	1	0
今天是几号？	1	0
今天是星期几？	1	0
这是哪个省？	1	0
这是哪个城市？	1	0

项目	分数	
这是哪条街道？	1	0
说出这个医院或病室的名字	1	0
现在在几楼？	1	0
复述:皮球	1	0
复述:国旗	1	0
复述:树木	1	0
计算:100－7	1	0
计算:93－7	1	0
计算:86－7	1	0
计算:79－7	1	0
计算:72－7	1	0
回忆:皮球	1	0
回忆:国旗	1	0
回忆:树木	1	0
辨认:手表	1	0
辨认:铅笔	1	0
复述:四十四只石狮子	1	0
闭眼睛,按卡片上的指令做动作	1	0
用右手拿这张纸	1	0
将纸两头对折	1	0
然后放在大腿上	1	0
说一句完整的句子(包括主语、谓语、宾语)	1	0
临摹以下图形	1	0

总分:文盲＜17 分,或教育年限≤6 年者＜20 分,或教育年限≥6 年者＜24 分者可考虑

2.运动功能评定

包括 Brunnstrom 偏瘫功能评定法、简化 Fugl-Meyer 评定法、上田敏偏瘫功能评定法等，选择一种评定法即可。

3.日常生活活动能力评定

包括改良 Barthel 指数量表、功能独立性评定。

（二）康复治疗

认知康复（cognitive rehabilitation，CR）与康复的整体观念相一致，可通过训练和重新学习，使患者重新获得较有效的信息加工和执行行动能力，以改善其日常生活能力。认知障碍的康复治疗是患者整体康复治疗的一个重要组成部分。

1.认知障碍康复的步骤

①了解患者及其家属的主诉和感觉。

②对患者及其家人提出要求。

③复习记录。

④估计康复预后。

⑤拟订康复目标和计划。

⑥实施康复方案。

⑦进行二次康复评估。

⑧修改方案。

⑨完成康复目标。

2.中风后认知功能障碍的处理原则

①重视患者家属和辅助人员。

②康复治疗循序渐进。

③治疗简单、重复。

④提高患者注意力。

⑤利用患者的兴趣。

3.认知功能训练

包括注意力和集中力训练、记忆力训练、推理及解决问题能力训练、定向力训练等。

（1）注意力和集中力训练

患者保持一段时间的注意力，并逐渐延长注意时间和内容。通过逐渐调整时间长度和内容提高注意力。

1）猜测游戏

取两只杯子和一个弹球，让患者注意看着，由训练者将一只杯子反扣在弹球上，让其指出球在哪只杯里，数次无误后改用两只以上的杯子和多种颜色的球，同方法进行。

2）删除作业

在白纸上写汉字、拼音或画图形等，让患者用笔删去指定的汉字、拼音或图形，反复多次，可增加汉字的行数或词组。

3）数目顺序

让患者按顺序说出或写出数字0～10，或看数字卡片，让患者按顺序排好。反复数次，成功后改为按奇数、偶数或逢5的规律说出或写出一系列数字。

（2）记忆力训练

①姓名和面容记忆法。

②单词记忆法。

③地址和电话号码记忆。

④日常生活活动记忆。

⑤时间表、地图记忆。

⑥闹钟、手表记忆。

⑦清单、标签、记号记忆。

（3）推理及解决问题能力训练

1）指出报纸中的消息

取一张当地的报纸，请患者指出报纸中的专栏，如体育、商业、分类广告等。

2）排列数字

对 3 张数字卡，按由低到高顺序排好，然后每次给患者一张数字卡，根据其数值的大小插进 3 张卡之间。

3）问题状况的处理

给患者纸和笔，纸上写有一个简单动作的步骤，问患者先做什么后做什么。

4）分类

给患者一张上面列有 30 项物品名称的单子，告诉他这 30 项物品都属于三类物品（如食品、家具、衣服）中的一类，让他进行归类。

（4）定向力训练

每天对患者进行空间、时间的问答刺激。让患者能区别上下、左右，知道自己所处的位置、地点和时间。

（5）运动功能训练

包括床上训练、起坐训练、坐站平衡训练、步态训练等。

（6）日常生活活动能力训练

用改良 Barthel 指数量表内容进行训练。

（7）物理疗法

经颅磁刺激治疗或经颅直流电刺激治疗，1 次/日，30 min/次，3 周为 1 个疗程。

三、中医的认识

（一）典籍

中医学认为，卒中后认知功能障碍可归属于"健忘""善忘""呆病""文痴"等范畴。《杂病源流犀烛·中风》提出了"中风后善忘"。针刺治疗呆病在中医学中早有论述,《针灸甲乙经》曰:"失智,内关主之。"《针灸大成》曰:"百会主头风中风,惊悸健忘,忘前失后,心神恍惚。"

（二）疗效评定

中医证候疗效评定如下。

1.临床痊愈

中医临床症状、体征消失或基本消失,证候积分减少≥95%。

2.显效

中医临床症状、体征明显改善,70%≤证候积分减少<95%。

3.有效

中医临床症状、体征均有好转,30%≤证候积分减少<70%。

4.无效

中医临床症状、体征均无明显改善,甚或加重,证候积分减少不足30%。

注:证候积分=[（治疗前积分－治疗后积分）÷治疗前积分]×100%。

（三）治疗方案

治疗原则:辨证论治,补肾充髓,宁心益智。

1.针灸治疗

(1)体针(毫针刺)

1)取穴

主穴:四神聪、百会、灵道、至阳、命门。

配穴:膻中、气海、足三里、血海。

中风病功能障碍的康复治疗

2）辨证配穴

肝肾阴虚：加太冲、太溪。

脾肾阳虚：加阴陵泉、曲泉。

痰扰清窍：加内关、丰隆。

3）操作

四神聪、百会，平刺得气后用捻转针法；灵道，针尖斜向上缓慢施捻转平补平泻法；至阳，斜刺施捻转平补平泻法；命门，直刺施捻平补平泻法；足三里，直刺施捻转补法；膻中，施小幅度高频率捻转补法；气海，施小幅度高频率捻转补法；血海，施平补平泻捻转手法。

上述穴位均留针 30 min/次，1 次/日，6 次/周，间隔 1 日，2～3 周为 1 个疗程。

（2）头皮针

1）取穴

顶中线、额中线、额旁 1 线、额旁 2 线（右）。

2）操作

各穴位常规消毒后，以 0.35 mm×25 mm 不锈钢毫针与头皮呈 30°夹角，针法采用头皮针抽提法，间歇动留针 2 h，每隔 30 min，运针 5 遍，3 次/周，2～3 周为 1 个疗程。

（3）穴位注射

1）选穴

足三里、血海。

2）选药

胞二磷胆碱钠注射液、加兰他敏注射液等。

3）操作

所选穴位常规消毒后，用无痛快速进针法将注射器针头刺入皮下组织，缓慢推进或上下提插，得气后，回抽无血将药物注入，注射量 1～2 ml,2 次/周,2～3 周为 1 个疗程。

2.灸法

（1）压灸

主穴百会、四神聪。穴位上以经制备的 4～6 mm 厚的附子片作间隔,点燃清艾条,灸火直接压灸在间隔物上,至穴位皮肤局部灼热潮红时立即提起,顷刻再压,如此操作 3～5 次。

（2）温和灸

1）百会、四神聪

30～60 min/次,1 次/日,6 次/周,间隔 1 日,2～3 周为 1 个疗程。

2）足三里

30～60 min/次,1 次/日,6 次/周,间隔 1 日,2～3 周为 1 个疗程。

3.拔罐疗法

走罐:取背部督脉穴及两侧膀胱经背俞穴,用活血通络液或凡士林为介质。走罐 5 min,以局部皮肤发红或瘀血为度,1 次/周,2～3 周为 1 个疗程。

4.推拿

（1）头面部推拿

患者仰卧位,闭目,放松,集中注意力配合治疗。操作者位于患者头顶侧,首先以双手拇指在印堂施叠按法（或一指按法）数次;之后从印堂至神庭用双手拇指交替快速直推,往返 10 次;随后分推前额数次;再由印堂经两侧眉上额部至太阳,采用分推法约 10 次,与此同时点按攒竹、鱼腰、丝竹空、太阳,力度以患者感到舒适为宜;然后沿督脉循行路线,以双手拇指指腹自印堂至百会进行推揉法治疗,推揉的同时配合点按印堂、神庭、上星、百会、四神聪;紧接着从百会至角孙向两侧分推,反复操作数次;然后从头顶开始施以拿五经手法,并配合点按风池、风府;轻轻用十指尖叩击头部数次。

(2)背部推拿

患者俯卧,操作者立于一侧,以拇指和示指、中指相对用力,提拿肩井穴;以中指指腹紧贴大椎,示指、无名指分别置于两侧夹脊,沿脊柱由大椎至骶崤;以两手拇指分别置于背部大杼两旁,余指分置两侧,拇指自内向外下方,沿背部肋间隙的方向分推到两侧腋中线止,自上向下依次推到骶部,操作两遍;两手沿脊柱两旁,由下而上连续地挟提肌肤,边捏边向前推进,自尾骶部开始,一直捏到大椎,也可延至风府;沿督脉与膀胱经由上至下直推督脉和两侧膀胱经。

以上推拿治疗,1 次/日,6 次/周,间隔 1 日,2～3 周为 1 个疗程。

5.中药治疗

辨证使用中药汤剂。

(1)肝肾阴虚

治法:补益肝肾,化瘀通络。

方药:知柏地黄丸合转呆定智汤加减。

山茱萸 15 g	山 药 15 g	泽 泻 10 g	牡丹皮 10 g
茯 苓 15 g	知 母 10 g	黄 柏 10 g	荷 叶 6 g
地 龙 10 g			

(2)脾肾阳虚

治法:健脾益肾,化瘀通络。

方药:还少丹合归脾汤加减。

枸 杞 15 g	山茱萸 15 g	巴戟天 10 g	小茴香 10 g

杜　仲 15 g　　怀牛膝 15 g　　茯　苓 10 g　　山　药 15 g

石菖蒲 10 g　　远　志 10 g　　五味子 10 g　　大　枣 3 枚

（3）痰扰清窍

治法：清热化痰，通络开窍。

方药：涤痰汤合黄连解毒汤加减。

胆南星 10 g　　黄　连 6 g　　制半夏 10 g　　竹　茹 10 g

黄　芩 10 g　　石菖蒲 10 g　　枳　实 10 g　　川　芎 15 g

栀　子 6 g　　三七粉 3 g（冲服）

以上中药水煎服 200 ml，1 日 1 剂，1 个月为 1 个疗程。

6.中成药

中药协定方——首乌益智汤。

7.熏蒸

认知功能障碍患者中药熏蒸无特效，参照其他功能障碍熏蒸。

8.其他

有条件者练习健身气功六字诀、五禽戏或八段锦。

第十章　中风后便秘

一、概述

（一）概念

便秘是中风后常见的并发症之一。表现为大便秘结；排便周期延长；或虽周期不长，但是粪质干结、排便艰难；或粪质不硬，虽有便意，但便出不畅。根据流行病学统计，我国中风患者出现便秘的占中风总人数的 40%～65.38%，长期卧床的中风患者中便秘者占 90%。长期便秘不仅增加了患者的痛苦，增加护理工作难度，同时由于内毒素不能排除导致血糖、血脂代谢异常，不利于神经功能的恢复，影响中风后的康复，并诱发中风的再次发作。

（二）排便障碍的特点

中风后排便障碍多表现为大便秘结。

1.分类

临床根据骶髓反射是否存在将排便障碍分为两种类型。

（1）反射性大肠

该型肠道功能障碍是由圆锥以上中枢神经病变引起，由于脊髓与结肠之间的反射弧没有中断，因此保留了神经反射调节功能。粪块的机械刺激结肠或直肠可以诱发脊髓排便反射,但无便意,肛门括约肌的静息张力增加,直肠肛门协调性运动受损,结肠通过时间延长,常常导致患者便秘和腹胀。中风后便秘属于此类型。

（2）无反射性大肠

该型肠道功能障碍是由支配肛门括约肌的下运动神经元或外周神经病变引起,多见于圆锥或马尾神经病变、多发神经病、盆腔手术等。主要表现为脊髓排便反射消失,无便意。肛门括约肌静息张力降低;结肠运转时间显著延长,出现排便困难。直肠肛门协调运动受损,当腹压增加时会出现"漏粪"现象。

2.临床特点

中风患者急性期须绝对卧床易发生便秘;对于昏迷患者同样如此;患者恢复期半身瘫痪,活动不能或受限,肠蠕动慢易发生便秘;中风患者自主神经功能也受到影响,可导致便秘的发生;长期卧床而没有床上排便习惯者同样容易发生便秘;周围环境不够隐蔽,不利于排便者也可发生便秘。

二、现代康复

（一）康复评定

1.便秘患者生活质量量表（PAC-QOL）

以量表（表 10－1）反映过去两周内便秘对患者日常生活的影响。按每个问题,选择回答。

表 10 - 1　便秘患者生活质量量表

下列问题与便秘的症状有关。在过去的2周内,下列症状的严重程度或强度……	一点也不 0	有一点 1	一般 2	比较严重 3	非常严重 4
1.感到腹胀					
2.感到身重					

下列问题关于便秘与日常生活。在过去的2周内有多少时间……	一点也不 0	偶尔 1	有时 2	多数时间 3	总是 4
3.感到身体不舒服					
4.有便意但排便困难					
5.与他人在一起感到不自在					
6.因为便秘吃得越来越少					

下列问题关于便秘与日常生活,在过去的2周内,下列问题的严重程度和强度……	一点也不 0	有一点 1	一般 2	比较严重 3	非常严重 4
7.必须关心吃什么					
8.食欲下降					
9.担心不能随意选择食物(如在朋友家)					
10.出门在外,因在卫生间时间太长而感到不自在					
11.出门在外,因频繁去卫生间感到不自在					
12.总是担心改变生活习惯(如旅行、外出等)					

下列问题与便秘的感觉有关。在过去的2周内,下列症状出现的时间频率……	没有时间 0	偶尔 1	有时 2	多数时间 3	总是 4
13.感到烦躁易怒					
14.感到不安					
15.总是困扰					
16.感到紧张					

续　表

17. 感到缺乏自信				
18. 感到生活失去控制				

下列问题与便秘的感觉有关。在过去的2周内,下列问题的严重程度和强度……	一点也不	有一点	一般	比较严重	非常严重
	0	1	2	3	4
19. 为不知何时排便而担心					
20 担心不能够排便					
21. 因不排便而影响生活					

下列问题关于便秘与日常生活。在过去的2周内,下列症状出现的时间频率……	没有时间	偶尔	有时	多数时间	总是
	0	1	2	3	4
22. 担心情况越来越糟					
23. 感到身体不能工作					
24. 大便次数比想象的要少					

下列关于满意度:在过去的2周内,下列问题的严重程度和强度……	很满意	比较满意	一般	有点不满意	很不满
	0	1	2	3	4
25. 对大便次数满意吗?					
26. 对大便规律满意吗?					
27. 对食物经过肠道的时间满意吗?					
28. 对以往治疗满意吗?					

评价标准:严重(0~4),良(5~8),好(9~12),很好(13~16)。

2. 中医证候分级评分方法

观察便秘中医证候的变化情况。

1)主症

①排便费力:自然排便,不费力为 0 分;用力方能排便为 2 分;努挣方能排便为 4 分;排便要额外帮助为 6 分。

②粪便干结:无此情况为 0 分,便质先干后软为 2 分,便质干

硬为 4 分,便质干结如球或大便带血为 6 分。

③排便不尽感:无此情况为 0 分,轻微为 2 分,明显为 4 分,难忍为 6 分。

2)次症

①胸胁痞满:无此情况为 0 分;症状轻微,需注意才能感觉到为 1 分;症状明显,但不影响工作生活为 2 分;自觉症状严重,影响工作生活为 3 分。

②嗳气:无此情况为 0 分;症状轻微,需注意才能感觉到为 1 分;症状明显,但不影响工作生活为 2 分;自觉症状严重,影响工作生活为 3 分。

③腹胀:无此情况为 0 分;症状轻微,需注意才能感觉到为 1 分;症状明显,但不影响工作生活为 2 分;自觉症状严重,影响工作生活为 3 分。

④腹痛:无此情况为 0 分;症状轻微,需注意才能感觉到为 1 分;症状明显,但不影响工作生活为 2 分;自觉症状严重,影响工作生活为 3 分。

⑤食少:无此情况为 0 分,略有为 1 分,明显为 2 分,较重为 3 分。

⑥舌质:正常(淡红或淡)为 0 分,异常(其他舌质,较轻)为 1 分,异常(其他舌质,较重)为 2 分。

⑦舌苔:正常(薄白)为 0 分,异常(其他舌苔,较轻)为 1 分,异常(其他舌苔,较重)为 2 分。

⑧脉象:正常(脉和缓有力)为 0 分,异常(其他脉象,较轻)为 1 分,异常(其他脉象,较重)为 2 分。

(二)康复治疗

根据评定结果制定综合性、个体化的直肠管理方案,目标是降低患者便秘的发生率,降低其对药物的依赖性,帮助患者建立正常的排便反射,使大部分患者在厕所、便器上利用重力和自然排便机制独立完成排便,在社会活动时间内能控制排便。

1.定时排便

参照患者既往的排便习惯,养成每日定时排便的习惯,通过训练逐步建立排便反射;也可每日早餐后进行排便,因为此时胃结肠反射最强。

2.刺激直、结肠反射的建立

手指直肠刺激可缓解神经肌肉痉挛,诱发直肠肛门反射,促进结肠尤其是降结肠的蠕动。具体操作:示指或者中指戴指套,涂润滑油后缓缓插入直肠,在不损伤直肠黏膜的前提下,沿直肠壁做环形运动并缓慢牵伸肛管,诱导排便反射。每次刺激时间持续1 min,间隔2 min后可以再次进行。

3.排便体位

排便常采用可以使肛门直肠角增大的体位,即蹲位或坐位,此时可借助重力作用使大便易于排出,也易于增加腹压。若不能取蹲或坐位,则以左侧卧位较好。

4.饮食管理

粗纤维饮食能改变粪团块性状以降低直肠排空的阻力,利于排便。饮食需避免刺激性饮食,可适量摄入亲水性食物,从而增加粪块的容积和流动性,缩短结肠通过时间,也可摄入适量的液体。

5.灌肠

小剂量药物灌肠15 min后即会出现肠蠕动,可减少自主神经过反射的发生。但灌肠后痔的发生率较高,经常灌肠还可导致灌肠依赖、肠穿孔、结肠炎、电解质紊乱等不良反应。还可以使用灌肠剂节制导管灌肠技术等新技术。

6.运动疗法

（1）肛门运动训练

深吸气时提肛，保持 3～5 s，呼气时缓慢放松，如此反复10～30 次/组，3～5 组/天。

（2）肛门刺激训练

患者侧卧，选用卫生棉条外涂石蜡油后迅速全部从肛门塞入直肠，留棉条后棉绳于肛门外，牵拉棉绳使棉条稍往外滑，再把棉条往内推，如此反复 1～2 次/组，1～3 次/日。

（3）模拟排便训练

根据患者病情取坐位或斜坡位等，嘱患者深吸气，往下腹部用力，做模拟排便动作，反复进行，把大便排出。

（4）逆腹式呼吸训练

吸气时收腹，胸腔打开，呼气时腹部隆起。

（5）腹肌训练

有条件者可进行腹肌训练，如仰卧起坐、仰卧支腿抬高等。根据实际情况决定练习次数。

7.物理治疗

（1）TDP 照射

TDP 灯头距离患者下腹部约 30 cm，以患者感觉温度适中为度，40～60 min/次，10 天为 1 个疗程。

（2）低频脉冲治疗

2 个阴极置于下腹部，阳极置于腰骶区，用三角波，波宽为200～300 ms，频率为 0.5 Hz，电流强度以能引起腹部肌肉收缩而患者能耐受为度，20～30 min/次，1～2 次/日。

（3）中频脉冲治疗

将中频脉冲仪的电极片贴于双侧天枢、水道、归来上，选取适当的强度［2.5～7.5(1％±10％)kHz］、温度(常用低温、中温挡，37～42 ℃)进行治疗,20 min/次,1 次/日,6 次/周,间隔 1 天,2～3 周为 1 个疗程。

8.其他

盆底肌生物反馈电刺激疗法近期临床运用较多。该疗法是通过将生物反馈技术与电刺激技术相结合,根据患者能耐受的电刺激频率结合生物反馈技术进行盆底肌功能锻炼以达到治疗效果。

三、中医的认识

(一)典籍

中风后引起便秘可归属于中医"便秘"范畴。首见于《黄帝内经》,又有"大便难""后不利"之称,主要由腑气不通、气机阻滞所致。《素问·灵兰秘典论》中记载"大肠者,传导之官,变化出焉",指出便秘的病位在大肠。便秘的基本病变是大肠传导失司,同时与脾、胃、肺、肝、肾等脏腑功能失调相关。如胃热过盛,津伤耗液,则肠失濡润;脾肺气虚,则大肠传送无力;肝气郁结,气机壅滞或气郁化火伤津,则腑失通利;肾阳不足,则阴寒凝滞,津液不通,故皆可影响大肠的传导,而发为本病。其病机主要为热结、气滞、寒凝、气血阴阳亏虚导致大肠传导功能失常。

(二)疗效评定

中医证候疗效评定如下。

1.临床痊愈

中医临床症状、体征消失或基本消失,证候积分减少≥95％。

2.显效

中医临床症状、体征明显改善,70％≤证候积分减少<95％。

3. 有效

中医临床症状、体征均有好转，30%≤证候积分减少<70%。

4. 无效

中医临床症状、体征均无明显改善，甚或加重，证候积分减少不足30%。

注：证候积分＝［（治疗前积分－治疗后积分）÷治疗前积分］×100%。

（三）中医康复治疗

治疗原则：辨证论治，调理肠胃，行滞通便。

1. 针刺

（1）体针（毫针刺）

1）取穴

主穴：神阙、天枢、气海、大肠俞、秩边。

配穴：水分、支沟、大横、丰隆。

2）辨证选穴

热秘：合谷、内庭。

气秘：关元、中脘。

血虚：足三里、三阴交。

寒秘：归来、关元。

3）操作

主穴用平补平泻针法，配穴按虚补实泻法，归来、关元加用灸法。1次/日，40 min/次。10天为1个疗程。

（2）耳针法

选大肠、直肠、交感、皮质下。毫针刺，中等强度或弱刺激，或用皮内针，或用王不留行籽贴压，隔日1次，两耳交替使用。

（3）穴位注射法

选天枢、支沟、归来等穴,用生理盐水或维生素 B_1、维生素 B_{12} 注射液,0.5～1 ml/次,1 次/日。

2.灸法

取穴:神阙、天枢、大横。

操作:温和灸。灸盒内置艾炷点燃灸之。一次/日,30～60 min/次,6 次/周,间隔 1 日,2～3 周为 1 个疗程。

3.拔罐

可选择上脘、中脘、下脘、神阙、天枢、大横等穴行闪罐法,每次闪罐时以局部皮肤发红为度,一次/日,6 次/周,间隔 1 日,2～3 周为 1 个疗程。

4.推拿

（1）腹部操作

1）取穴及部位

中脘、天枢、大横,下腹部。

2）主要手法

一指禅推法、摩法。

3）操作方法

患者仰卧位,以轻快的一指禅推法施于中脘、天枢、大横,每穴约 1 min;用掌摩法以顺时针方向摩腹约 8 min。一次/日,6 次/周,间隔 1 日,2～3 周为 1 个疗程。

（2）背部操作

1）取穴及部位

肝俞、脾俞、胃俞、肾俞、大肠俞、八髎、长强。

2）主要手法

一指禅推法、滚法、按法、揉法。

3）操作方法

患者俯卧位,用轻快的一指禅推法或滚法沿脊柱两侧从肝俞、脾俞到八髎往返施术,时间约 5 min;用轻柔的按揉法在肾俞、大肠俞、八髎、长强施术,每穴约 1 min。一次/日,6 次/周,间隔 1 日,2～3 周为 1 个疗程。

5.中药

辨证使用中药汤剂。

（1）实秘

1）热秘

治法:泻热导滞,润肠通便。

方药:麻子仁丸加减。

麻子仁 15 g	大 黄 6 g	枳 实 10 g	厚 朴 10 g
杏 仁 10 g	芍 药 20 g	白 蜜 5 g	

2）气秘

治法:顺气导滞。

方药:六磨汤加减。

木 香 10 g	沉 香 10 g	乌 药 10 g	大 黄 6 g
槟 榔 10 g	枳 实 10 g	厚 朴 10 g	

3）寒秘

治法:温里散寒,通便止痛。

方药:温脾汤合半硫丸加减。

附 子 6 g	大 黄 6 g	党 参 20 g	干 姜 6 g
当 归 15 g	肉苁蓉 10 g	乌 药 10 g	甘 草 6 g

（2）虚秘

1）气虚秘

治法:益气润肠。

方药:黄芪汤加减。

黄　芪 30 g　　麻子仁 10 g　　陈　皮 10 g　　白　蜜 5 g

白　术 20 g　　党　参 20 g

2)血虚秘

治法:养血润燥。

方药:润肠丸加减。

当　归 20 g　　生　地 30 g　　桃　仁 10 g　　麻子仁 10 g

枳　壳 10 g　　玄　参 20 g　　何首乌 10 g　　枸　杞 15 g

以上中药水煎服 200 ml,1 日 1 剂,1 个月为 1 个疗程。

6.中药敷贴

取穴:神阙。

基本方:麝香、冰片、丁香各适量。

虚秘:加黄芪、附子、肉桂、香附各适量。

实秘:加大黄、莱菔子、甘遂、沉香各适量。

根据患者病情、舌苔、脉象进行辨证选药,在神阙穴敷贴,2～3 天更换敷贴 1 次,2～3 周为 1 个疗程。

7.中药熏蒸

不宜。

8.其他

可锻炼健身气功五禽戏中的熊戏,八段锦中的第三式调理脾胃臂单举,马王堆导引术中的凫浴、龙登,六字诀中的呼字诀等。患者须在医生指导下选择性练习,每日一次,长期坚持。

第十一章　中风后排尿障碍

一、概述

（一）定义

中风后排尿障碍是中风常见的并发症，常表现为不同程度的尿失禁、尿急、尿频或尿潴留等，严重影响患者的生活质量。

现代医学将控制膀胱的中枢或者周围神经损伤引起的排尿障碍，称为神经源性膀胱。可以由脑血管病、神经系统疾病、外伤等原因引起，致排尿功能减弱或丧失，最终表现为尿失禁或尿潴留。中风后的排尿障碍属于神经源性膀胱。

（二）排尿功能障碍的特点

1. 尿潴留

尿潴留指膀胱处在不能完全排空的状态。首先是逼尿肌在排尿时完全无力，不能将尿液压出膀胱；其次是尿道括约肌在排尿时迟缓甚至出现痉挛，或者两者兼有，导致尿潴留。尿潴留分为完全性尿潴留和不完全性尿潴留两种类型。患完全性尿潴留后尽管做很大的努力也不能排尿。不完全性尿潴留患者在每次排尿时不能排空膀胱，其残余尿量可表示尿潴留的程度。

2.尿失禁

尿失禁是指膀胱内尿液无意识地流出,分为灌流性尿失禁、反射性尿失禁、强迫性尿失禁。

3.尿频

一天排尿次数在 10 次以上,夜间排尿在 2 次以上,而且尿量明显减少称为尿频。由膀胱病变、排尿通路障碍等导致,也有由中枢神经系统疾病导致的神经性尿频。

二、现代康复

（一）临床检查

临床检查包括检查膀胱本身、膀胱容积、尿道情况等。

1.B 超、膀胱镜、X 线等常规检查

可用于排除膀胱器质性病变。

2.尿流动力学检查

包括尿流效率测定、膀胱压力容积测定、尿道压力分布测定、尿道括约肌肌电图等。

3.排尿录像检查

通过排尿录像检查可以明确排尿时括约肌开放情况,是否有内括约肌痉挛或外括约肌痉挛的存在,排尿时逼尿肌的功能情况等,为后面的治疗提供技术支持。

（二）康复评估

1.评估方法

按排尿日记记录排尿频率、尿量、尿失禁次数、程度等。

（1）排尿频率

Ⅰ度：白天可随意控制排尿，一般 3～4 h 排尿 1 次，夜尿 1 次或无。

Ⅱ度：白天可随意控制排尿，一般 2～3 h 排尿 1 次，夜尿 2 次。

Ⅲ度：白天有时不能控制排尿，一般 1～2 h 排尿 1 次，夜尿 3～4 次。

Ⅳ度：白天不能控制排尿，一般 0.5～1 h 排尿 1 次，夜尿 4 次以上。

（2）膀胱容量测定

B 超测定膀胱最大容量和残余尿量。膀胱正常容量为 350～500 ml，残余尿量正常≤50 ml。

（3）尿失禁程度评估方法

Ⅰ度：无尿失禁。

Ⅱ度：用力，屏气时尿失禁。

Ⅲ度：行走，活动时尿失禁。

Ⅳ度：直立，翻身时尿失禁。

2.疗效评价

（1）尿潴留疗效评定

治愈：症状、体征消失，完全恢复自主排尿，B 超检查示膀胱残留尿少于 50 ml。

有效：能自主排尿，偶有溢尿，B 超检查示膀胱残留尿少于 200 ml。

无效：症状、体征无明显好转，B 超检查示膀胱残留尿无明显减少。

（2）尿失禁疗效评定

痊愈：可随意控制排尿，尿频、尿急症状基本消失，日排尿频率测评达 1 度。

显效:可随意控制排尿,尿频、尿急症状明显改善,日排尿频率测评提高 2 度。

有效:尿频、尿急症状有所改善,日排尿频率测评提高 1 度。

无效:尿频、尿急症状无改善,日排尿频率测评无提高。

(3)拔尿管时机

持续夹闭导尿管后,患者主动逼尿时能从尿管旁排出尿液 50 ml 以上,且连续 3～5 次均有尿液排出即可拔除尿管。

(三)现代康复治疗

康复治疗排尿障碍的目的是恢复排尿和膀胱储尿功能,减少残余尿量及保护肾功能。根据障碍的类型,选用合适的方法促进膀胱排空,如增加膀胱压力、降低膀胱出口阻力、间歇性导尿术等。

1.运动疗法(主要针对膀胱的训练)

(1)挤压下腹部

用双手挤压下腹部,但不能让腹肌收缩,因为腹肌收缩时尿道括约肌同时收缩,不利于排尿。

(2)扳机点排尿

通过刺激会阴部、大腿内侧、牵拉阴毛、挤压阴茎、刺激肛门等寻找诱发反射性排尿的扳机点,建立反射性排尿。

(3)耻骨上区轻叩法

常用于逼尿肌反射亢进患者。通过逼尿肌对牵张反射的反应,经骶髓排尿中枢引起逼尿肌收缩。用手指轻叩耻骨上区,引起逼尿肌收缩而不伴有尿道括约肌的同时收缩,产生排尿。

2.物理因子

(1)TDP 照射

TDP 照射下腹部和骶部,2 个部位交替照射,1 次/日,每个部位每次照射 30 min,6 次/周,间隔 1 日,2～3 周为 1 个疗程。

（2）高频电刺激

治疗部位为下腹部和骶部,用长波或短波,1 次/日,20 min/次,6 次/周,间隔 1 日,2～3 周为 1 个疗程。

3. 导尿

（1）间歇性导尿术

间歇性导尿术是定时将尿管经尿道插入膀胱内,使膀胱能够有规律地排空尿液的方法。目前,中风恢复期患者多采用间歇性清洁导尿。先由医护人员进行示范操作,患者取仰卧位或侧卧位,手法轻柔,当导尿管前端到达尿道括约肌处时稍做停顿,同时嘱患者屏气增加腹压,或医护人员用手轻压膀胱区,使全部尿液排出,达到真正的膀胱排空。在操作时,成年人用 10～14 号导尿管,每隔 4～6 h 一次,每日不超过 6 次,每次导尿量控制在 300～500 ml。

在每次导尿前,可配合各种辅助方法进行膀胱训练,诱导出现反射性排尿。同时可根据膀胱容量测定仪来测量膀胱容量,指导间歇导尿。成人残余尿量少于 100 ml 即可认为膀胱功能达到平衡,可停止导尿。对于膀胱逼尿肌无力、残余尿量保持 100 ml 以上或更多的患者,需要长期使用间歇性导尿术。尿管经抗菌溶液消毒或沸水清洁后可以反复使用几周甚至几个月。

（2）持续性导尿

对于中风早期急性尿潴留患者用持续性导尿,现多用气囊导尿管。持续性导尿管常安装密闭式引流,每日须用 1∶5 000 呋喃西林液 200～300 ml 冲洗膀胱 1～2 次,冲洗液保留在膀胱内 30 min。并保持导尿管 4～6 h 开放一次。每周更换导尿管一次,多在晚上排空尿液后拔出,有利于分泌物的流出及尿道黏膜休息,次晨膀胱充盈时再插入导尿管。

（3）假性导尿

对于部分中风尿失禁患者,男性可用避孕套套在阴茎上,末端与引流尿袋相连,避孕套内收集的尿液通过引流管集入尿袋内。假性导尿由于尿液的刺激,易致阴茎皮肤发炎,应加强局部护理,阴茎皮肤发炎时应暂停假性导尿。

4.注射治疗

包括膀胱壁肉毒素注射、尿道括约肌肉毒素注射,可选择使用。若无条件注射肉毒素者对于尿道括约肌痉挛,也可以采用阴部神经阻滞。患者取膝胸位,在骶结节韧带与坐骨结节交界处做穿刺,进针 4～6 cm 时注入 1％普鲁卡因 10 ml(双侧同时进行)。

5.药物治疗

药物主要是通过调节自主神经平滑肌功能而达到治疗作用。根据药物的作用,常用的有三类。

（1）刺激膀胱收缩的药物

主要有氯贝胆碱,在医生指导下使用。

（2）抑制膀胱收缩药

有溴丙胺太林、丙咪嗪、黄酮哌酯、酒石酸托特罗定等,在医生指导下使用。

（3）对膀胱颈及尿道起刺激和抑制作用的药物

有酚苄明、盐酸坦索罗辛、胍乙啶及甲基多巴等,在医生指导下使用。

6.其他

有研究提示,利用盆底肌生物电反馈联合电刺激治疗神经源性膀胱,能有效地减少膀胱残余尿量,增加最大排尿量。盆底肌生物反馈联合电刺激治疗是功能性电刺激治疗方式的一种特殊应用,是医工结合并成功转化临床应用的新成果之一,它是利用电脑软件控制不同强度的电流输出,通过电极刺激盆底肌肉及其邻近的末梢神经,从而达到增强盆底肌肉强度和弹性的目的。这种治疗方式可能还具有放射性地抑制膀胱兴奋的作用,可以增加盆底肌肉力量,如尿道括约肌的肌力,减少尿失禁发生,可部分或完全控制尿失禁。

三、中医的认识

(一)典籍

中风后引起的尿潴留或尿失禁则属于中医学"癃闭""遗溺"范畴。《内经》中还有"膀胱不利为癃,不约为遗溺""膀胱病,小便闭"的说法。中医学认为本病病机为督脉受损、瘀血阻滞,从而导致气血逆乱,脏腑功能失调。因督脉主一身阳气,故当督脉受阻,导致阳气失布,使肾气受损,膀胱气化不利,引起排尿功能障碍。另湿热互结于膀胱,也可导致膀胱气化不利,出现排尿功能障碍。

排尿还与肺、脾、肾、三焦、肝诸脏腑关系密切。肺为水之上源,若肺热壅盛,肺气不能清肃下降,津液输布失常,水道通调不利,不能下输膀胱,热邪闭阻则为癃闭,热邪壅盛则为遗尿;若脾虚气弱,中气下陷,则清阳不升,浊阴不降,小便亦可不利,脾虚失于固摄,也可致小便自行而出;或因肾阳不足,命门火衰,膀胱气化无权,溺而不出,肾失固摄,也可致遗尿;肝主疏泄,气机不畅,三焦气化不利,水道受阻,可致癃闭。癃闭多因实证,遗尿多因虚证。

(二)中医康复治疗

治疗原则:辨证论治,通督固元。

1. 针刺

（1）体针（毫针）

1）取穴

主穴：至阳、命门、腰阳关、会阳^{（双）}、次髎^{（双）}。

2）辨证配穴

肾阳亏虚：加肾俞、关元、中极。

中气不足：加气海、足三里、阴陵泉。

下焦湿热：加束骨、阴陵泉、秩边。

脉络瘀阻：加曲骨、血海、复溜。

3）操作

至阳，斜刺，用捻转手法，平补平泻；命门，直刺用捻转补法；腰阳关，直刺用捻转补法；会阳，针刺，提插手法，针感在会阴部放散；次髎，直刺用提插捻转平补平泻法；秩边，针尖向内侧斜刺用提插捻转泻法。1 次/日，留针 30 min/次，6 次/周，间隔 1 日，2～3 周为 1 个疗程。

（2）头皮针

1）取穴

国际头针：额旁 3 线、顶中线。焦氏头针：双侧足运感区和生殖区。

2）操作

国际头针：各穴位常规消毒后，以 0.35 mm×25 mm 不锈钢毫针与头皮呈 30°夹角采用连续压手式进针法，以针刺到帽状腱膜层为宜。额旁线从上向下透刺 1 寸，病情严重者用上下对刺法；顶中线自前顶向百会透刺。进针后以 200 次/min 的速度捻转针体，持续 30～60 s，留针 30 min，其间行针 2～3 次，1 次/日，留针 30 min/次，6 次/周，间隔 1 日，2～3 周为 1 个疗程。

焦氏头针:各穴位常规消毒后,以 0.35 mm×25 mm 不锈钢毫针与头皮呈 30°夹角采用连续压手式进针法,以针刺到帽状腱膜层为宜。进针后以 200 次/min 的速度捻转针体,持续 30~60 s,留针 30 min,其间行针 2~3 次,1 次/日,留针 30 min/次,6 次/周,间隔 1 日,2~3 周为 1 个疗程。

(3)电针

1)取穴

主穴中的次髎、会阳。

2)操作

患者取侧卧位或俯卧位,用 30 号 2~3 寸毫针,严格按照无菌操作规程,以 75%乙醇常规消毒。将针分别刺入以上各穴,双侧接电针;次髎、会阳针尖方向向内侧斜刺入 3.5~4 cm,会阳穴刺入 3.5~5 cm,同侧次髎、会阳接一组电针,电针采用低频 30~40 Hz 连续波,刺激强度以患者能耐受并出现肛门及会阴部肌肉节律性收缩为止。1 次/日,带电留针 30 min/次,6 次/周,间隔 1 日,2~3 周为 1 个疗程。

(4)穴位注射

1)选穴:关元、膀胱俞、次髎

①尿潴留:用新斯的明、维生素 B_6、黄芪注射液等。

②尿失禁:用黄芪、参附注射液等。

2)操作

每次选腹部、腰骶部腧穴各 1 个,所选穴位常规消毒后,用无痛快速进针法将注射器针头刺入皮下组织,缓慢推进或上下提插,得气后,回抽无血将药物注入 1~2 ml。交替取穴,2 次/周,2~3 周为 1 个疗程。

2.灸法

(1)艾灸神阙

艾条回旋灸神阙,以局部皮肤红热为度,一次 30 min,一日 1 次,或艾炷隔姜隔盐灸神阙穴,每次连灸 3 壮,1 次/日,留针 30 min/次,6 次/周,间隔 1 日,2～3 周为 1 个疗程。

(2)艾灸气海、关元或膀胱俞、腰阳关、八髎

温灸器(艾盒)灸以上穴位以局部皮肤红热为度,1 次/日,灸 30～60 min/次,6 次/周,间隔 1 日,2～3 周为 1 个疗程。

3.拔罐

选穴:关元、中极、水道、肾俞、膀胱俞、八髎。

尿失禁选用闪罐法,以上穴位前后交替使用,闪至局部皮肤发红,1 次/日,6 次/周,间隔 1 日,2～3 周为 1 个疗程。

尿潴留选用竹罐或玻璃罐,1 次/日,留罐 30 min/次,6 次/周,间隔 1 日,2～3 周为 1 个疗程。

4.推拿

(1)腹部操作

患者取仰卧位,术者用掌摩法摩小腹部(尿潴留用顺时针,尿失禁用逆时针),约 6 min。一指禅推或指按揉中极、气海、关元,每穴约 1 min。

(2)下肢部操作

患者取仰卧位,术者用轻缓的掌摩法和掌揉法摩、揉两大腿内侧,约 5 min。指按揉髀关、三阴交,每穴约 1 min,以局部酸胀为度。

(3)辨证加减

1)肾阳亏虚

指按揉肾俞、命门,每穴约 1 min。横擦肾俞、命门、八髎穴,直

擦督脉,均以透热为度。

2)中气不足

指按揉足三里、脾俞、气海,每穴约 1 min。

3)下焦湿热

指按揉阴陵泉、膀胱俞、束骨,每穴约 1 min。横擦八髎穴,以透热为度。

4)脉络瘀阻

指按揉曲骨、血海、复溜,每穴约 1 min。横擦腰骶部,以透热为度。

5.中药内服

辨证使用中药汤剂。

(1)肾阳亏虚

治法:补益肾督。

方药:沈氏菟丝子丸合济生肾气丸加减。

菟丝子20 g	茯　苓10 g	山　药10 g	莲子肉10 g
枸　杞15 g	山茱萸15 g	丹　皮10 g	泽　泻10 g
桂　枝10 g	牛　膝10 g	制附子6 g	车前子10 g

(2)中气不足

治法:健脾益气。

方药:补中益气汤合春泽汤加减。

党　参30 g	白　术20 g	当　归15 g	陈　皮10 g
黄　芪20 g	柴　胡10 g	升　麻10 g	桂　枝10 g
茯　苓10 g	泽　泻10 g	炙甘草6 g	

(3)下焦湿热

治法:清热利湿。

方药:八正散加减。

通　草 10 g	车前子 10 g	萹　蓄 10 g	大　黄 6 g
山　栀 10 g	滑　石 20 g	瞿　麦 10 g	灯芯草 15 g
白茅根 1 g	生　地 30 g	生甘草 6 g	

(4)脉络瘀阻

治法:活血化瘀。

方药:代抵当丸合少腹逐瘀汤加减。

大　黄 6 g	当归尾 20 g	生　地 30 g	桃　仁 10 g
肉　桂 10 g	玄　胡 15 g	川　芎 20 g	赤　芍 15 g
蒲　黄 10 g	地　龙 10 g		

以上中药水煎服 200 ml,1 日 1 剂,1 个月为 1 个疗程。

6. 中成药

根据辨证,使用相应中成药。

7. 中药外敷

对于尿潴留患者,可用中药外敷法协助通利小便。

①独蒜头 1 个,栀子 3 枚,盐少许,捣烂,摊纸贴脐部。

②食盐 250 g,炒热,布包熨中极、关元穴,冷后再炒热敷。

③葱白 500 g,捣碎,入麝香少许拌匀分两包,置命门穴 1 包,热熨约 15 min,再换 1 包,亦熨 15 min,交替使用,以通为度。

④协定方(热敷)

尿失禁协定方:

益智仁 15 g	山　药 20 g	乌　药 10 g	桑螵蛸 15 g
山茱萸 10 g	补骨脂 10 g	菟丝子 15 g	黄　芪 20 g
党　参 15 g	白　术 10 g	白茅根 10 g	炙甘草 6 g

尿潴留协定方:

| 木　通 10 g | 车前子 15 g | 泽　泻 10 g | 猪　苓 10 g |
| 茯　苓 15 g | 丹　皮 10 g | 桔　梗 10 g | 荆　芥 10 g |

川牛膝 10 g　　白茅根 10 g　　鱼腥草 15 g　　地　龙 10 g
沉　香 6 g　　生甘草 6 g

以上中药与大粒盐混匀炒热敷小腹或骶部,1 次/日,反复使用,1 剂/周,2～3 周为 1 个疗程。

8.其他

健身气功:六字诀。结合逆腹式呼吸。